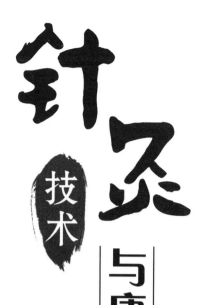

针灸技术

与康复治疗

赵 奎 编著

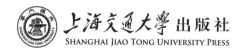

U0325333

上海交通大学出版社

SHANGHAI JIAO TONG UNIVERSITY PRESS

内容提要

本书首先从针灸基础理论入手,介绍人体的经络、腧穴,以及针灸治疗原则、针灸治疗作用;接着从使用工具、操作方法、注意事项等方面介绍针法技术、灸法技术、拔罐技术、刮痧技术;最后对临床常见疾病的病因、病机、临床表现、辨证论治、针灸疗法等内容进行了详细地论述。本书集实用性与专业性于一体,内容丰富,文字表达通俗易懂,并且配有图示,力求反映出针灸技术在临床疾病治疗领域中的重要作用,可供在针灸科工作的临床医师和医学生学习与参考。

图书在版编目(CIP)数据

针灸技术与康复治疗 / 赵奎编著. --上海 : 上海交通大学出版社,2023.12

ISBN 978-7-313-29555-2

Ⅰ. ①针… Ⅱ. ①赵… Ⅲ. ①康复—针灸疗法 Ⅳ. ①R245

中国国家版本馆CIP数据核字(2023)第183487号

针灸技术与康复治疗
ZHENJIU JISHU YU KANGFU ZHILIAO

编　　著：赵　奎

出版发行：上海交通大学出版社

邮政编码：200030

印　　制：广东虎彩云印刷有限公司

开　　本：710mm × 1000mm　1/16

字　　数：238千字

版　　次：2023年12月第1版

书　　号：ISBN 978-7-313-29555-2

定　　价：198.00元

地　　址：上海市番禺路951号

电　　话：021-64071208

经　　销：全国新华书店

印　　张：13.5

插　　页：2

印　　次：2023年12月第1次印刷

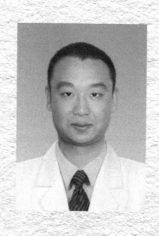

赵 奎

男，毕业于山东中医药大学，现就职于山东省淄博市淄川区中医院。中国研究型医院学会冲击波医学专业委员会青年委员，山东针灸学会第一届针灸推拿技术基层推广工作委员会委员，山东针灸学会第三届疼痛与神经运动性专业委员会委员，淄博市中医药学会疼痛学专业委员会副主任委员，淄博市中西医结合学会疼痛学专业委员会第一届委员会常务委员，淄博市中医药学会推拿专业委员会委员，淄博市中医药学会针刀医学专业委员会委员。擅长以针灸推拿结合中药、针刀等传统中医疗法治疗面肌痉挛、颈椎病、肩周炎、腰椎间盘突出症、膝骨关节炎、脑卒中后遗症、腱鞘炎、肱骨外上髁炎等常见疾病。参编著作2部，发表论文8篇。曾获"淄川区青年岗位能手""淄川区十佳青年医务工作者""淄川工匠""优质医疗技术服务创新带头人""淄博好医生"等荣誉称号。

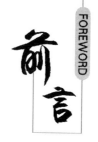

前言 FOREWORD

　　人们在同疾病作斗争的过程中,形成和积淀了独具特色的中医学文化,针灸学是中医学的重要组成部分。针灸学是以中医基本理论为指导,以经络腧穴理论为基础,运用针刺、艾灸、刮痧及其他方法刺激人体的一定部位,达到防治疾病目的的一门学科。针灸学不仅在我国医疗卫生事业中占据重要地位,而且很早就流传到国外,受到了国际社会的普遍关注和重视。经历了数千年的实践,针灸学已经形成了完整的理论体系,为保障人们的身心健康作出了巨大的贡献。

　　近年来,人们的物质文化和生活水平不断提高,生活方式发生了很大的转变,保健意识也在进一步增强。针灸技术因其具有适应证广、疗效明显、操作方便、经济安全、不良反应少等优点,为越来越多的人所接受,也成为当今治病保健的理想选择。为了让更多的人了解针灸技术,丰富针灸从业者的专业知识,更好地发挥中医针灸技术的特色和优势,著者编写了《针灸技术与康复治疗》一书。

　　本书分为6个章节,首先在经络、腧穴、治疗原则、治疗作用4个方面,对针灸的基础理论进行了介绍;接着阐述了常用的针灸技术,包括针法技术、灸法技术、拔罐技术、刮痧技术的使用工具、操作方法、适用范围、注意事项等,图文并茂、生动形象;最后重点讲解了常见内科疾病、骨伤科疾病、妇科疾病、儿科疾病的概述、病因、病机、临床表现、鉴别诊断、辨证论治、针灸治法、预防与调护。本书兼顾专业性与实用性,理论与实践并重,内容丰富、条目清晰,适合广大针灸技术从业者和在校医学生阅读、参考。

　　在编写过程中,由于著者水平和时间有限,难免有疏漏和不足之处,敬请广大读者提出宝贵意见,以便日后改进。

赵　奎

淄博市淄川区中医院

2023 年 2 月

目录 CONTENTS

第一章　针灸基础理论

第一节　经　　络

一、经络的概述

（一）经络的概念

经络是人体内经脉和络脉的总称。经,有路径、途径的含义,经脉是经络系统中的主干,多循环于人体深部;络,有联络、网络的含义,络脉是经脉别出的分支,较经脉细小,分布部位较浅,纵横交错,遍布全身。经络内属脏腑,外络肢节,沟通内外,贯穿上下,将内部的脏腑同外部的各种组织、器官,联系成为一个有机的整体,使人体各部的功能保持相对的协调和平衡。经络学说是古代医家在长期的医疗实践中总结和不断发展起来的,是阐述人体经络系统的循行分布、生理功能、病理变化以及脏腑相互关系的系统理论。它是中医学理论体系的重要组成部分,贯穿于中医学的生理、病理、诊断和治疗等各个方面,几千年来一直指导着中医各科的临床实践,与针灸学科的关系最为密切。

（二）经络学说的形成

1.针刺后感传现象的观察

人体在被针刺时会产生酸、麻、胀、重等感应,这种针感有时沿着一定路线向远部传导;温灸时也会有热感由施灸部位向远处扩散;推拿按压时也能出现气行现象。古代医家对这种向远处传导与扩散的现象进行长期观察,逐步认识到人体存在着复杂而又有规律的联系通路,从而提出经络循行分布的轮廓。

1

2.体表现象的推理

在临床实践中,有时发现某一脏腑发生病变,在体表相应部位可有压痛、结节、皮疹、色泽改变等异常反应。对体表部位病理现象的观察分析,也是经络学说形成的依据之一。

3.腧穴功效的总结

通过长期的针灸临床观察,发现腧穴不仅能治疗局部病症,还能治疗相关远隔部位的病症;主治范围相似的腧穴往往有规律地排列在一条路线上。如分布于上肢外侧前缘的腧穴都能治疗头面病症,分布于上肢内侧前缘的腧穴,虽与上述腧穴距离很近,但却以治疗喉、胸、肺病为主;而同一路线上所出现的病候又同该条路线的腧穴主治基本一致。由腧穴功效的归纳分析,以及相互间的联系而产生了经络联系的概念。古代医家结合了这方面的认识,逐步形成经络循行路线的表述。

4.解剖、生理知识的启发

古代医家通过解剖直观方法,对人体的血脉、筋肉、骨骼和内脏的位置、形状及某些生理功能等都有一定程度的了解。这些观察对经络认识的形成有一定的启发。综上所述,经络现象的发现与经络学说的形成途径是多方面的。各种认识又可相互启发、相互佐证、相互补充,从而使人们对经络的认识逐步完善,共同构成了经络学说形成的基础。

二、经络系统的组成

经络系统是由经脉和络脉组成的。其中,经脉包括十二经脉和奇经八脉,以及附属于十二经脉的十二经别、十二经筋、十二皮部。络脉有十五络、浮络、孙络等(图1-1)。

(一)十二经脉

1.命名

十二经名称分别冠以阴阳、手足以及脏腑。

(1)分阴阳:以经络循行躯体内外来分。阳经,行于四肢的外侧。阴经,行于四肢的内侧;以脏腑属性来分。阳经,内系于腑,腑为阳。阴经,内系于脏,脏为阴。

(2)分手足:循行上肢者,为手经。循行下肢者,为足经。

(3)分属脏腑:十二经脉,分别内系脏腑。内系于何脏何腑,即冠其该脏腑之名称,以示其与内在脏腑之关系。

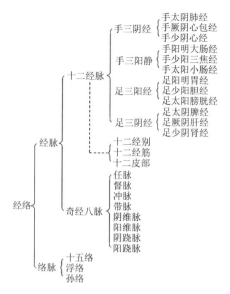

图 1-1　经络系统的组成

（4）确定太、少、厥、阳明：少阳为阳气初生。少阴为阴气初生。太阳为阳气太盛。太阴为阴气太盛。阳明为阳气盛极。厥阴为阴气将尽。可以看出，太、少、厥、阳明是顺应自然界阴阳之气消长之规律，并根据六经之气与天地阴阳二气相应的关系而确立的。顺从名称之太、少、厥、阳明，即可以说明天人相应之规律。体现了如下两方面，一是标志着人体阴阳经气的盛衰情况；二是说明人体阴阳经气与自然界阴阳二气是消长相应的。

2.表现特点

（1）有固定的流注次序：人之气血生于脾胃，注于经脉，借肺气的推动输送到全身。肺朝百脉，为五脏六腑之华盖，十二经脉气血流注即从手太阴肺经开始，按固定的次序一经传一经。如此阴阳相贯，周流不息。

（2）循行走向有规律：十二经脉有着规律性循行走向，手三阴经和足三阳经离心而走，手三阳经和足三阴经向心而行。手之三阴从胸走手，手之三阳从手走头，足之三阳从头走足，足之三阴从足走腹（胸）。此规律揭示了十二经脉的起点和终点。

（3）交接传递有规律：其一，互为表里的阴阳经脉交接于四肢末端，上肢为阴经交阳经，下肢为阳经交阴经。例如手太阴肺经交手阳明大肠经，足阳明胃经交足太阴脾经等。其二，同名手足阳经交接于头面，均为手经交足经。例如手阳明大肠经交足阳明胃经。其三，异名手足阴经交接于胸腹部，均为足经交手经。例如足太阴脾经交手少阴心经。

（4）体表分布有规律：十二经脉左右对称地分布于头面、躯干和四肢，纵贯全身。其在四肢分布的规律是与脏腑的位置和表里关系密切相关的。肺、心、心包居于胸膈之上，为脏属阴，故经脉分布于上肢的内侧。基于脏腑的表里，腑经随脏，故大肠、小肠、三焦所属的阳经经脉就相应分布在上肢的外侧；同理，脾、肝、肾三脏位于胸膈以下，为脏属阴，故经脉分布于下肢的内侧，相表里的胃、胆、膀胱所属的阳经经脉也相应分布在下肢的外侧。无论上肢或下肢，内侧经脉的排列总是太阴在前、厥阴在中、少阴在后（足三阴经在内踝上 8 寸以下，太阴与厥阴易位）。根据阴阳经脉的表里关系，外侧经脉的排列是阳明在前、少阳在中、太阳在后。中医学认为，头为诸阳之会。手足六阳经均循颈项外表而上下头面，阳明经在前额、面颊；少阳经在侧头部、颞部；手太阳经在颊部、颧部；足太阳经在头顶、后枕部。阴经经脉只有手少阴心经和足厥阴肝经由颈内挟咽喉、食管上行，心经连络目系，肝经注目交巅。

人体躯干部，前为阴，后为阳，腹为阴，背为阳。手足六阴经均分布在胸腹部，与任脉贯通；手阳明、手少阳行肩上；手太阳行肩胛；足阳明行胸腹；足少阳行胁肋；足太阳行腰背。手足六阳经均交会于背部的大椎穴，与督脉贯通。至于足阳明胃经行于身前（阳经分布于阴面），看起来似乎难以理解，实际上，如果从躯干的前后横截面来看足三阳经的分布情况，还是符合阳明在前、少阳在中（侧）、太阳在后这一分布规律的。

（5）与脏腑有属络联系：十二经脉内属于脏腑，脏腑即是经络的根本，经络则是脏腑的标线。所以，在叙述经脉时，总是将脏腑列于经脉之前，如"肺，手太阴之脉""心，手少阴之脉"等。每一条经脉在体内无穴通路的循行过程中，均与相应的脏腑发生属络联系，阴经经脉属脏络腑，阳经经脉属腑络脏（图 1-2）。

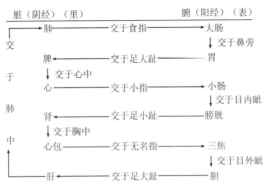

图 1-2　十二经脉流注次序、表里络属与交接部位

(6)有表里配偶关系:六腑本身存在着阴阳分属的表里配偶关系,十二经脉与相应脏腑又有一定的属络联系,所以,十二经脉也按六阴六阳存在着表里配偶关系。阴经经脉主里,阳经经脉主表,共形成六对表里配偶经脉。即足阳明、太阴为表里,少阳、厥阴为表里,太阳、少阴为表里,是谓足之阴阳也。手阳明、太阴为表里,少阳、心包为表里,太阳、少阴为表里,是谓手之阴阳也。

(7)有系统的病候:十二经脉中,每一条经脉都有系统的病候。由于经脉与脏腑之间存在着一种标本关系,脏腑为本,经络为标,故各脏腑的病变也必然是该脏腑所属经脉的病变。加之每一条经脉还有各自循行所经部位的病变,故经脉的病候较之脏腑的病候更加广泛。

(二)奇经八脉

1.命名

奇经八脉是任脉、督脉、冲脉、带脉、阴维脉、阳维脉、阴跷脉、阳跷脉的总称。"奇"有异的含义,它们与十二正经不同,既不属络脏腑,又无表里关系,"别道奇行",故称"奇经"。其命名多反映其循行分布和各自的功能特点。奇经八脉的循行分布,不像十二经脉那样有规律。

2.循行分布特点

任、冲、督三脉皆起于胞中,同出于会阴,然后别道而行。任脉行于胸腹正中,上抵颏部;督脉行于脊背正中,上至头面;冲脉与足少阴肾经并行,夹脐而上至口唇,称为"一源三歧";带脉横围于腰腹,状如束带;维脉和跷脉均分阴阳,左右对称分布,起于下肢,走向躯干头部。阴脉循内侧,阳脉循外侧。阴维起于小腿内侧筑宾穴,循下肢内侧,主要伴足太阴脾经上行,至咽喉与任脉会合。阳维起于足跗外侧金门穴,向上出于外踝,循下肢外侧,主要沿足少阳胆经上行,至项后与督脉会合。阴跷从内踝下照海穴上行下肢内侧,主要伴足少阴肾经上行,至目内眦与阳跷脉会合。阳跷起于足外侧申脉穴,上行下肢外侧,主要伴足太阳膀胱经上行,至目内眦与阴跷脉会合,再沿足太阳经上额,至项后入足少阳风池,在项中两筋间入脑。

3.作用

(1)联络、沟通作用:奇经八脉将部位相近、功能相似的经脉联系起来,加强了十二经脉之间的联系。任脉与足三阴经交会于关元、中极;督脉与手、足三阳经交会于大椎;带脉横行于腰腹而"约束诸经";阳维脉联系各阳经,阴维脉联系各阴经,共同维络一身之阴阳;冲脉与手厥阴心包经、足阳明胃经脉气相通,上行"渗诸阳",下行"渗三阴"。通过这些交会和沟通,进一步密切了经脉之间的联系,加强了机体内部的整体性和统一性。

（2）统领、主导作用：督脉被称为"阳脉之海"，与诸阳经相联系，具有调节全身阳经之气的作用；任脉被称为"阴脉之海"，与诸阴经相联系，具有调节全身阴经之气的作用；冲脉被称为"十二经之海"，又称"血海"和"五脏六腑之海"，与十二经脉联系密切，可溢蓄调节十二经脉气血；阳维脉、阴维脉联系阳经与阴经，分别主一身之表里，维系手足三阳经和三阴经的协调与稳定。跷脉之"跷"有足跟、跷捷之意，阴、阳跷脉主肢体两侧的阴阳，调节下肢运动与寤寐。由此可见奇经八脉对十二经脉的气血具有统领和主导的作用。

（3）渗灌、调整作用：奇经八脉纵横交错于十二经脉之间，对十二经脉的气血有蓄积和渗灌的调整作用。当十二经脉气血旺盛时，则流注于奇经中，蓄以备用，十二经脉气血不足时，则由奇经"溢出"而"渗灌"于十二经脉中以供其需要。

（三）十五络脉

由十二经脉和任脉、督脉各别出一条络脉及脾之大络组成，共计15条，称为"十五络脉"。十五络脉分别以其络穴命名。

1.循行分布特点

十二正经的别络从四肢肘、膝关节以下本经脉分出后走向其表里的经脉，即阴经的络脉走向互为表里的阳经，阳经的络脉走向互为表里的阴经，由此加强了表里经之间的联系。任脉的别络从鸠尾分出后，散布于腹部，以沟通腹部诸阴经之气；督脉的络脉从长强分出后，上行后背、头、项，以沟通诸阳经之气；脾之大络从大包分出，布散于胸、胁之间。

2.作用

十五络脉的作用可概括为两方面：①加强了表里两经间的联系。十二正经的别络加强了表里经之间的联系，扩大了腧穴的主治范围。十五络脉从经脉分出处的腧穴为络穴。络穴除主治本经病证外，还可治疗表里经的病证。如列缺为手太阴肺经之络脉（络穴），沟通了与手阳明大肠经的联系，不但可治疗肺经咳嗽、气喘等病证，也可治疗落枕、颈椎病等头项病证。②任脉、督脉、脾之大络加强了头身、躯干部经气的联系。

（四）十二经别

十二经别是正经别行深入人体胸腹腔的支脉，以十二经命名。

1.循行分布特点

十二经别的循行分布具有离、入、出、合的特点。"离"是指十二经别均从四肢肘、膝附近的正经别出;"入"是指十二经别均深入胸、腹腔;"出"是指十二经别均在头项部浅出体表;"合"是指十二经别均到头面后阴经合于相表里的阳经,阳经合于本经,故有"六合"之称。

2.作用

十二经别的作用:①加强了表里经之间的联系。②加强了经脉与脏腑的联系。③补充了十二经脉在体内外循行的不足,扩大了经穴的主治病证范围,如手足三阴经腧穴可以治疗头面和五官疾病,与阴经经别在头面合于阳经的特点有密切的关系。

(五)十二经筋

十二经筋是十二经脉之气结聚于筋肉关节的组织,亦是十二经脉的外周连属组织的重要组成部分,以十二经命名。

1.循行分布特点

十二经筋均起于四肢末端,走向头身,行于体表,有的进入胸腹腔,但不属络脏腑。足三阳经筋起于足趾,循股外侧上行结于头面;足三阴经筋起于足趾,循股内侧上行,结于腹部;手三阴经筋起于手指,循臑内上行,结于胸膈上下;手三阳经筋起于手指,循臑外上行,结于头部。

2.作用

十二经筋的作用主要是联络和约束骨骼,利于关节的屈伸活动,以维持人体正常的运动功能。

(六)十二皮部

十二皮部是十二经脉功能活动反映在体表的区域,也是络脉之气散布所在。凡十二经络脉者,皮之部也。十二皮部以十二经命名。

1.循行分布特点

十二皮部的分布区域,以十二经脉体表的分布范围为依据。

2.作用

十二皮部分布在人体最外层,并与经络相联系,与脏腑气血相通,是机体的卫外屏障。外邪侵袭人体,首先犯及皮肤,十二皮部的作用主要起着保卫机体,抗御外邪和反应病候的作用。

三、经络的标本、根结、气街、四海

标本、根结、气街、四海之理论亦是经络学说的重要组成部分。理解这些理论,对进一步认识经络循行分布及经气运行特殊规律,从而更有效地指导临床实

践有着非常重要的意义。

(一)标本

标本是指经脉腧穴分布部位的上下对应之关系。"标"是指经气弥漫地分布于头面躯干部位;"本"是指经气集中分布在四肢的部位。由此形成了四肢为本、头面躯干为标的标本理论,是上病下取、下病上取的选穴理论依据之一。

(二)根结

根结是指经气所起与所归。"根"为经气始于四肢末端的"井穴";"结"为经气归结于头、胸、腹部。根者、本者部位在下,是经气起源之处,也即经气所出;结者、标者,部位在上,是经气聚结之所,即经气所归。十二经脉与脏腑紧密相连,气血周流不息、如环无端,经气循行既有"根"与"本",也有"结"与"标"。标本、根结理论补充说明了经气的流注运行情况,十二经脉的"根"与"本","结"与"标"位置相近或相同,意义也相似,但在具体内容上有所不同,即"根上有本""结外有标",说明"标本"的范围比"根结"广。"标本"理论侧重于经脉腧穴分布上下部位的对应关系,"根结"理论则强调经气上下间的联系。

(三)气街

气街是指经气聚集通行的共同道路。气街多为"结"与"标"的部位,分布于头身的腧穴可以治疗局部和内脏病症,部分腧穴又可以治疗四肢病症。

(四)四海

四海是指人体气血精髓等精微物质汇聚之处,即髓海、气海、血海、水谷之海的总称。经络学说认为人体的气血犹如水流一样,百川归海,四海的分布与气街的分布相类似,髓海位于头部,气海位于胸部,水谷之海位于上腹部,血海位于下腹部,各部间相互联系,主持全身气血、津液的生成与功能活动。四海理论明确了经气的组成和来源。四海病变,主要表现为有余和不足两方面,临床上可以此辨证施治。

四、经络的作用

(一)经络在生理上的作用

1.内属脏腑,外络肢节

经络系"内属脏腑,外络肢节",分布在人体的五脏六腑、四肢百骸、五官九窍、皮肉筋骨等组织器官之中,纵横交错,入里出表,通上达下,将各个脏腑组织器官有机地联系起来,使机体的内外上下保持着协调统一,构成一个有机的整体。

2.运行气血,营养周身

由于气血是人体生命活动的物质基础,人体的各个脏腑组织器官均需气血的温养濡润,才能发挥其正常的生理功能,而气血的运行必须依赖经络的传注,才能输布周身,以温养濡润全身各脏腑组织器官,维持机体的正常功能。

3.抗御外邪,反映病候

营气行于脉中,卫气行于脉外。营卫之气密布于周身,加强了机体的防御能力。特别是卫气通过孙络散布到全身和皮肤,具有温润肌肤、濡养腠理、启闭汗孔、抗御外邪的作用。卫气调和,运行通利,则腠理致密,"卫外而为固",使六淫之邪不易侵袭而为害。

4.平衡阴阳,调整虚实

针灸、推拿等方法所以能防病治病,是基于经络具有传导感应和调整虚实的功能。针刺中"得气"现象和"气行"现象是经络传导感应功能的表现。与经络密切相关的元气、宗气、营气和卫气,可以概称为"经气"。经气所表现出来的生命现象又概括为"神气"。针刺中的"得气""行气"等感觉现象说的是"气",而这"气"是与"神"密切相关,所谓"气行则神行,神行则气行"。因此,关于经络传导感应的功能又可说是"神气"的活动。所以经络的功能与神气活动是紧密结合在一起的。

经络在正常情况下能运行气血和协调阴阳,在疾病情况下则出现气血不和及阴阳偏胜的虚实证候,这时运用针灸等治法以"调气""治神",扶正祛邪可使机体恢复正常状态。经络的调整虚实功能是以正常情况下的协调阴阳作用为基础,针灸等治疗方法则是通过适当的穴位和运用适当的刺激方法来激发经络本身的功能,达到"泻其有余,补其不足",而使"阴阳平复"。关于经络调整虚实的功能,临床上有很多例证。例如:针刺足三里时,原来胃肠蠕动亢进的,可以使之减慢;而原来胃肠蠕动缓慢的,可以使之增强。这种影响对患者更为明显。试验证明,针刺有关经络的穴位对各脏腑的功能具有调整作用,即原来亢进的可使之抑制,原来抑制的可使之兴奋。

(二)经络在病理中的体现

在病理情况下,经络是病邪传注的途径。病邪由表入里、由里出表以及脏腑之间的传变,均可通过经络传注,因此通过经络学说可以解释许多病理变化,为诊断疾病提供依据。

1.由表入里,传导病邪

当体表受到病邪侵袭时,可以通过经络由表及里、由浅入深。如外邪侵袭肌表,初见发热、恶寒、头身疼痛等症,由于肺合皮毛,外邪循经内舍于肺,继而可见咳嗽、喘促、胸闷、胸痛等肺的病症。外邪从皮毛腠理通过经络内传于脏腑的途径。

2.由里达表,反映病候

内脏病变,又可以通过经络反映到体表组织器官,如肝病可以出现胁痛,肾病可以出现腰痛,心火上炎可致舌部生疮,大肠及胃腑有热可致牙龈肿痛等,也都是通过经络传变的。

3.脏腑之间的传变

经络系统在体内的循行分布错综复杂,脏腑之间也通过经络相互联系。例如:足厥阴之脉挟胃而行,脾与胃互相属络联系,故肝病时可以影响到胃、脾,出现肝胃不和、肝脾不和等。又如足少阴肾经,从肾上贯肝膈,所以当肾有病时,可通过经络的传注作用影响肝脏。

第二节 腧 穴

一、腧穴的发展

腧穴是人们在与疾病斗争过程中被陆续发现的。它的发展经历了不断提高、完善的漫长过程。最初,人们以病痛之处作为"砭灸处",即"以痛为腧"。随着对体表施术部位及其治疗作用的长期临床观察,认识逐步深入,才陆续为腧穴定位、定名,逐步形成了有固定名称、明确部位和主治作用的腧穴理论。以后,通过历代医家的整理、考订,又以经脉为主线对腧穴进行系统归类。

二、腧穴的分类

人体上的穴位很多,大体可以分为十四经穴、经外奇穴、阿是穴三大类。

(一)十四经穴

十四经穴是指归属于十二经脉和任、督二脉的腧穴,简称"经穴"。这些腧穴分布在十四经的循行路线上,与经脉、脏腑的关系密切。不仅能治疗本经病症,而且还可以反应和治疗与十四经有关的脏腑病症。它们是人体穴位的主体,共有 361 个。其中十二经脉的腧穴为左右对称分布的双穴,任脉和督脉的腧穴分别分布于人体的前后正中线。

(二)经外奇穴

凡于经穴以外,具有固定名称、位置和主治等内容的腧穴称为经外奇穴,简称"奇穴"。之所以称为"奇",是因为它们对某些病症有奇特的疗效。经外奇穴是与十四经穴相对而言的,并不表明这些穴位与经络系统没有联系。有的奇穴本来就分布在十四经的循行路线上,如印堂、阑尾穴、胆囊穴等;有的虽不分布在十四经的循行路线上,但却与十四经有着密切的联系;有的奇穴实为经穴,如骑竹马穴(由膈俞、肝俞组成)、四花穴(由膈俞、胆俞组成)等。有的奇穴为单个穴位,而有的奇穴则由两个或两个以上的穴位组成,如十宣、八邪、八风、华佗夹脊等。奇穴的主治范围一般较小,只对某些病症有特殊疗效。

(三)阿是穴

阿是穴又称天应穴、不定穴、压痛点等,因按压其处患者会发出"啊"字而得名。这类腧穴既无固定名称,又无固定部位,而是以痛处为取穴点。需要指出的是,并不是有压痛的地方都是阿是穴,因为当脏腑有病时,某些腧穴上也会有压痛。临床上,阿是穴无固定数目,主要用于治疗疼痛性疾病。

三、腧穴的功能作用

(一)输注气血

腧穴作为脏腑、经络气血转输出入的特殊部位,其功能与脏腑、经络有着密切的关系。人体的皮肉筋骨、四肢百骸之所以能维持其正常的功能,就是因为有气血的滋养、濡润。而气血的传注输布是通过经络、穴位来实现的。因此,人体气血的虚实盈亏可以通过经络反映到腧穴。

(二)反应病症

既然腧穴、经络、脏腑之间存在着如此密切的关系,当内脏有病时,就可以通过经络反应到位于体表的腧穴上来。临床经验发现,呼吸系统病症多在中府、肺俞、孔最处出现反应;肝胆系统病症多在肝俞、胆俞、胆囊穴处出现压痛等。

(三)协助诊断

由于腧穴能够反应病症的客观现象,通过对相关腧穴进行一定的检查,可以协助作出诊断。穴位的诊察包括望、切两种,望诊包括诊察穴位处脉络的色泽、肿胀、丘疹等;切诊主要是切按经脉、腧穴,以探知腧穴的反应,包括压痛、酸胀、结节、肿胀、虚陷等。如胆囊穴处压痛表明可能患有胆管疾病；阑尾穴压痛表明患有阑尾炎。近年来，应用声、光、电、磁等物理方法对穴位某些变异进行仪器测定，以协助诊断。

（四）防治疾病

穴位既是病症反应点，又是治疗病症的刺激点，具有补虚泻实的作用。临床和试验已经证明，针刺足三里可以提高机体的免疫能力，防治感冒；针刺或按摩中脘、建里可以帮助消化，防治消化系统病症。

四、腧穴的主治作用

（一）近治作用

腧穴的近治作用是一切腧穴主治作用所具有的共同特点。腧穴所在，主治所在，以腧穴所处部位确定其主治病症。这些腧穴均能治疗腧穴所在部位及邻近组织、器官的病症。如眼区的睛明、承泣、四白、瞳子髎、丝竹空、阳白等穴，均能治疗眼病；耳区的听宫、听会、耳门、翳风等穴，均能治疗耳病；上腹部的中脘、建里、梁门等穴，皆能治疗胃病。

（二）远治作用

腧穴的远治作用是与经脉的循行密切相关的，主要是指十四经腧穴的主治规律。即经脉所通，主治所及，以腧穴所归属的经脉确定其主治病症。在十四经腧穴中，尤其是十二经脉在四肢肘、膝关节以下的腧穴，不仅能治局部病症，而且还可以治疗本经循行所及的远隔部位的脏腑、组织、器官的病症，有的甚至具有影响全身的作用。如合谷穴，不仅能治疗手腕部病症，还能治疗头面、五官病症，以及发热等；足三里穴不仅能治疗下肢病症，而且对调整整个消化系统的功能，甚至对人体的免疫功能都具有显著的作用。

（三）特殊作用

在特定穴中有若干类具有特殊治疗作用的经穴，不仅具有一般腧穴的主治作用，而且还有独特的主治内容。如背俞穴与原穴主治以五脏疾病为主，募穴与下合穴主治以六腑疾病为主，郄穴多主治急性病痛，五输穴中的井穴主治急救，荥穴主治热病等。特定穴的特殊治疗作用在针灸学中占有相当重要的地位。因此，熟悉特定穴的名称与意义，对掌握腧穴的特殊主治作用，具有一定的意义。大量的临床实践证明，除特定穴的特殊作用外，针刺某些腧穴还具有相对的特异性，如大椎退热、至阴矫正胎位等。针刺某些腧穴，对机体的不同状态起着良性的双向调整作用。如腹泻时,针刺天枢能止泻;便秘时,针刺天枢又能通便,均是其特殊的治疗作用。

根据临床实践和文献资料的研究,十四经腧穴主治的基本规律是"经脉所通,主治所及"。就是说凡是经脉循行分布所过之处,就是该经脉所属腧穴主治的范围。如手太阴肺经的经脉循行,是起于中焦,向下联络大肠,上行沿着胃口,穿过横膈,入属肺脏,从肺系(肺与咽喉联系的部位)横向侧胸上部,浅出体表,走向腋前,沿上肢内侧前缘,进入寸口,经过鱼际边缘沿拇指桡侧到指端。本经腧穴主治经脉循行所过部位的病症,如胸部胀满、咳嗽、气喘、咽喉肿痛、肩背痛、手臂内侧前缘痛、指腕挛急等症。"经脉所通,主治所及",是对十四经腧穴主治作用的高度概括。

五、腧穴的定位方法

(一)体表解剖标志定位法

体表解剖标志定位法是以人体解剖学的各种体表标志为依据来确定腧穴位置的方法,也称自然标志定位法。体表解剖标志可分为固定标志和活动标志两种。

1.固定标志

固定标志指不受人体活动影响而固定不移的标志,即各部由骨节和肌肉所形成的突起或凹陷、五官轮廓、发际、指(趾)甲、乳头、肚脐等。如腓骨小头前下方1寸定阳陵泉穴;足内踝尖上3寸,胫骨内侧缘后方定三阴交穴;眉头定攒竹穴;脐中旁开2寸定天枢穴。

2.活动标志

活动标志指需要采取相应的活动姿势才会出现的标志,即各部的关节、肌肉、肌腱、皮肤随着活动而出现的空隙、凹陷、皱纹等。如在耳屏与下颌关节之间微张口呈凹陷处取听宫;下颌角前上方约一横指当咀嚼时咬肌隆起,按之凹陷处取颊车;屈肘,在肘横纹外侧端凹陷处取曲池等。

(二)骨度折量定位法

骨度折量定位法,是以体表骨节为主要标志折量全身各部的长度和宽度,定出分寸,用于腧穴定位的方法,又称"骨度分寸定位法"。即以人体各部的分寸为基础,结合历代学者创用的折量分寸(将设定的两骨节点或皮肤横纹之间的长度折量为等分,每1等分即为1寸,10等分为1尺)作为定位的依据。不论男女、老少、高矮、胖瘦均可按这一标准在其自身测量。常用的骨度折量寸见表1-1和图1-3。

表 1-1　常用的骨度折量寸

部位	起止点	折量寸	度量法	说明
头面部	前发际正中→后发际正中	12	直寸	用于确定头部经穴的纵向距离
	眉间（印堂）→前发际正中	3	直寸	用于确定前或后发际及其头部经穴的纵向距离
	第 7 颈椎棘突下（大椎）→后发际正中	3	直寸	同上
	眉间（印堂）→后发际正中→第 7 颈椎棘突下（大椎）	18	直寸	同上
	前两额发角（头维）之间	9	横寸	用于确定头前部经穴的横向距离
	耳后两乳突（完骨）之间	9	横寸	用于确定头后部经穴的横向距离
胸腹部	胸骨上窝（天突）→胸剑联合中点（歧骨）	9	直寸	用于确定胸部任脉经穴的纵向距离
	胸剑联合中点（歧骨）→脐中	8	直寸	用于确定上腹部经穴的纵向距离
	脐中→耻骨联合上缘（曲骨）	5	直寸	用于确定下腹部经穴的纵向距离
	两乳头之间	8	横寸	用于确定胸腹部经穴的横向距离
	腋窝顶点→第 11 肋游离端（章门）	12	直寸	用于确定胁肋部经穴的纵向距离
背腰部	肩胛骨内缘（近脊柱侧点）→后正中线	3	横寸	用于确定背腰部经穴的横向距离
	肩峰缘→后正中线	8	横寸	用于确定肩背部经穴的横向距离
上肢部	腋前、后纹头肘横纹（平肘尖）	9	直寸	用于确定上臂部经穴的纵向距离
	肘横纹（平肘尖）→腕掌（背）侧横纹	12	直寸	用于确定前臂部经穴的纵向距离
下肢部	耻骨联合上缘→股骨内上髁上缘	18	直寸	用于确定下肢内侧足三阴经穴的纵向距离
	胫骨内侧髁下方→内踝尖	13	直寸	同上
	股骨大转子→腘横纹	19	直寸	用于确定下肢外后侧足三阳经穴的纵向距离（臀沟至腘横纹，相当于 14 寸）
	腘横纹→外踝尖	16	直寸	用于确定下肢外后侧足三阳经穴的纵向距离

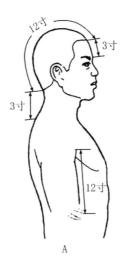

A

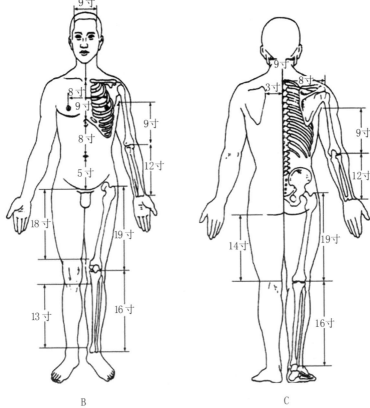

B   C

图 1-3　骨度折量寸

A.头部　B.正面　C.背面

(三)指寸定位法

指寸定位法,是指依据患者本人手指所规定的分寸来量取腧穴的定位方法,又称"手指同身寸取穴法"。常用的有以下3种。

(1)中指同身寸:以患者中指中节桡侧两端纹头(拇、中指屈曲成环形)之间的距离作为1寸(图1-4)。

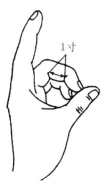

图 1-4　中指寸

(2)拇指同身寸:以患者拇指的指间关节的宽度作为1寸(图1-5)。

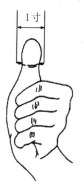

图 1-5　拇指寸

(3)横指同身寸(又名一夫法):令患者将示指、中指、无名指和小指并拢,以中指中节横纹为标准,其四指的宽度作为3寸(图1-6)。

腧穴定位方法在应用时既可单独使用,又可互相结合。以体表解剖标志为主,折量各部位的距离分寸,并用手指来比量,从而确定腧穴的位置。在长期的临床实践中,不少医家积累了丰富的取穴经验,对有些腧穴总结出简便快捷的取穴方法,称为"简便取穴法"。如直立垂手,中指端取风市;两手自然平直交叉,在示指尖端到达桡骨茎突上取列缺等。此法是一种辅助取穴方法,为了定穴的准确,最好结合体表解剖标志或骨度折量定位等方法取穴。

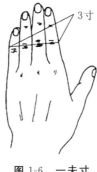

图 1-6 一夫寸

六、特定穴

特定穴是指十四经中具有特殊治疗作用,并以特定称号概括的腧穴。这些腧穴根据其不同的分布特点、含义和治疗作用,分成"五输穴""原穴""络穴""郄穴""下合穴""俞穴""募穴""八会穴""八脉交会穴"和"交会穴"等。特定穴在十四经穴中不仅在数量上占有相当比例,而且在针灸学的基本理论和临床应用方面也有着重要的意义。

(一)五输穴

十二经脉在肘、膝关节以下各有 5 个重要的经穴,分别名为井、荥、输、经、合,合称"五输穴"。其次序是由四肢末端向肘、膝关节排列的。五输穴是古人用来说明经气大小和气血流注方向的。经络之气自四肢末端开始,向上合于四肢肘、膝关节部,像水流一样由小到大、由浅入深。经气初出,如水的源头,故称为"井";经气稍盛,如水之小流,所以称"荥";经气渐盛,如较大水流灌注,所以称"输";经气更盛,像水流之长行,所以称"经";经气充盛深入,如水流汇合,所以称"合"。五输穴是临床常用要穴,可以配合五行而采用补母泻子法和子午流注针法等。

(二)原穴、络穴

"原"即本原、原气之意,原穴是脏腑原气输注、经过和留止的部位,十二经脉在四肢各有一个原穴。阴经之原穴又为五输穴中的输穴,即阴经以输为原;阳经于输穴之后另有原穴。十二经原穴多分布于腕踝部附近。"络"有联络之意。络脉从经脉分出的部位各有一个腧穴,叫作"络穴"。十二经的络脉表里相通,各有1个络穴,位于四肢肘膝关节以下,具有联络表里两经的作用。加上位于腹部之任脉络穴鸠尾、位于尾骶部之督脉络穴长强及位于胸胁的脾之大络大包穴,共十五穴,故又合称"十五络穴"。

(三)郄穴

"郄"有空隙之意,郄穴是各经经气深聚的部位。十二经脉和奇经八脉中的阴跷脉、阳跷脉、阴维脉、阳维脉各有 1 个郄穴,共 16 个郄穴,多分布于四肢肘、膝关节以下。

(四)下合穴

下合穴是指六腑之气下合于足三阳经的 6 个腧穴,又称六腑下合穴,主要分布在下肢膝关节附近。

(五)俞穴、募穴

俞穴是脏腑之气输注于背腰部的腧穴,又称"背俞穴"。脏腑背俞穴均分布在足太阳膀胱经第 1 侧线上,其位置大体与相关脏腑所在部位相接近。募穴是脏腑之气汇聚于胸腹部的腧穴,又称"腹募穴"。脏腑各有 1 个募穴,分布于胸腹部,一半募穴分布于任脉上,其位置也与其相关脏腑所处部位相接近。俞穴与募穴皆分布于人体躯干部,并与该脏腑一前一后相对应,与脏腑有密切联系。

(六)八会穴

八会穴指脏、腑、气、血、筋、脉、骨、髓精气聚会的 8 个腧穴,分布于躯干和四肢部。

(七)八脉交会穴

八脉交会穴是指十二经脉与奇经八脉脉气相通的 8 个腧穴,又称交经八穴,分布于四肢部腕踝关节的上下。

(八)交会穴

交会穴是指两经或数经经脉相交或会合处的腧穴,多分布于头面、躯干部。

第三节　针灸治疗原则

针灸治疗原则是运用针灸治疗疾病所遵循的基本法则,是确立治疗方法的基础,它对于针灸处方选穴及操作方法的运用等均具有重要的指导意义。在运用针灸治疗疾病时,具体的治疗方法多种多样,但从总体上把握针灸的治疗原则具有化繁就简的重要意义。针灸的治疗原则可以概括为补虚泻实,清热温寒,治病求本,调神与调气并重,注重三因制宜。

一、补虚泻实

补虚泻实就是使不足的正气得到扶助,邪气得以祛除。"邪气盛则实,精气夺则虚"。"虚"指正气不足,"实"指邪气旺盛。虚则补,实则泻,属于中医正治法则,正如"盛则泻之,虚则补之,热则疾之,寒则留之,陷下则灸之,不盛不虚以经取之"。"虚则实之,满则泄之,宛陈则除之,邪盛则虚之"。这些都是针对虚证和实证制订的治疗原则。在针灸临床上补虚泻实原则有特殊的含义。

(一)虚则补之,陷下则灸之

1.虚则补之

"虚则补之"指虚证采取补法治疗。针刺治疗虚证用补法主要是通过针刺补泻手法中的补法、穴位的选择及配伍等来实现,如采用提插补法、抢转补法等。在有关脏腑经脉的背俞穴、原穴实行补法,可改善脏腑经络功能,调补阴阳、气血等的不足。另外,应用偏补性能的腧穴如关元、气海、命门、肾俞等穴,并采用适宜的手法,也可起到补益正气的作用。

2.陷下则灸之

"陷下则灸之"属于"虚则补之"的范畴,对于气虚下陷证的治疗原则是以灸治为主。针灸临床对于因脏腑经络之气虚弱、中气不足而出现气虚下陷的一系列病症,如久泻、久痢、遗尿、脱肛、阴挺等,常在百会、气海、关元等穴应用温灸方法,可较好地起到温补阳气、升提举陷的目的。

临床常用的补虚法如下。

(1)补益肾气法:用于肾气虚弱证,穴取肾俞、命门、关元、太溪。

(2)补中益气法:用于脾胃气虚证,穴取脾俞、胃俞、中脘、气海、足三里。

(3)补益肺气法:用于肺气虚弱证,穴取太渊、肺俞、足三里、太白。

(4)补益心脾法:用于心脾两虚证,穴取心俞、脾俞、神门、三阴交。

(5)补益气血法:用于气血两虚证,穴取脾俞、胃俞、足三里、三阴交。

(6)补益肾阴法:用于肾阴虚弱证,穴取关元、肾俞、照海、复溜。

(7)升阳益气法:用于清阳不升、中气下陷证,穴取百会、中脘、气海、足三里。

(二)实则泻之,宛陈则除之

1.实则泻之

"实则泻之"指实证采用泻法治疗。针刺治疗实证用泻法主要是通过针刺补泻手法中的泻法、穴位的选择和配伍等实现。如在大多数穴位上采用提插泻法、捻转泻法等,或用三棱针放血,或用皮肤针重叩出血等,可以起到祛邪的作用。同时,应用偏泻性能的腧穴如十宣、水沟、素髎、丰隆等穴,也可达祛邪的目的。

2.宛陈则除之

"宛陈则除之"属于实证用泻法的一种。"宛"同"瘀",有瘀结、瘀滞之义。"陈"即"陈旧",引申为时间长久。"宛陈"泛指络脉瘀阻之类的病症。"除"即"清除",指清除瘀血的刺血疗法等。就是对络脉瘀阻不通引起的病症,宜采用三棱针点刺出血,达到活血化瘀、消肿止痛的目的。对于病情较重者,可点刺出血后加拔火罐,这样可以排出更多的恶血,促进病愈。腱鞘囊肿、小儿疫证的点刺放液治疗也属于此类。

针灸泻实证的具体方法如下。

(1)疏风解表法:用于表实证,穴取风池、合谷、列缺。

(2)泻热通便法:用于里实证,穴取天枢、曲池、上巨虚、支沟。

(3)理气豁痰法:用于痰实证,穴取天突、膻中,合谷、丰隆。

(4)活血祛瘀法:用于血瘀证,穴取曲泽、委中、十二井穴、膈俞。

(三)不盛不虚以经取之

"不盛不虚"并非指病症本身无虚实可言,而是脏腑、经络的虚实表现不甚明显,或一时难以辨别。其主要是由于病变脏腑、经脉本身的病变,而不涉及其他脏腑或经脉,属于本经自病。治疗应按本经循经取穴。同时在针刺时,多采用平补平泻的针刺手法,使本经的气血调和,脏腑功能恢复正常。

二、清热温寒

清热就是热证治疗用清法,温寒就是寒证治疗用温法。

(一)热则疾之

热则疾之,即热证的治疗原则是浅刺疾出或点刺出血,手法宜轻而快,不留针或短暂留针。因为病性属热、属实,针用泻法,只针不灸,以清泻热毒。如风热感冒,常取大椎、曲池、合谷、外关等穴浅刺疾出,即可达到清热解表的目的。又若膝关节红肿热痛,可在内、外膝眼用粗针疾刺疾出,以加强泻热、消肿、止痛的作用。

临床常用的清热法如下。

（1）清解表热证：用于表热证，穴取大椎、曲池、合谷、风池。

（2）清热解毒法：用于温毒热证，穴取委中、曲泽、十宣、阿是穴。

（3）清热开窍法：用于热闭神昏证，穴取水沟、十二井穴、劳宫。

（4）清泻脏腑法：用于脏腑热证，穴取所属脏腑的荥穴和相应的经穴。如心热证取少府、劳宫，肝热证取行间、阳辅等。

（二）寒则留之

寒则留之，即寒证的治疗原则是深刺而久留针，以达温经散寒的目的。因寒性凝滞而主收引，针刺时不易得气，故有时应留针候气；若寒邪在里，凝滞脏腑，则针刺宜深而久留。在治疗过程中，根据寒邪侵犯的部位，可加艾灸温阳散寒，使阳气得复，寒邪乃散，临床以温针灸法最为常用。

临床常用的温寒法如下。

（1）温通经络法：用于寒凝经络证，穴取阿是穴，或根据病变部位循经取穴。

（2）温中散寒法：用于胃寒证，穴取中脘、气海、足三里、脾俞、胃俞。

（3）回阳救逆法：用于阳气衰微，四肢厥冷证，穴取关元、神阙。

三、治病求本

治病求本就是在治疗疾病时要抓住疾病的根本原因，采取针对性的治疗方法。在疾病发生、发展的过程中，常常有许多临床表现，标本缓急错综复杂，同时不少时候甚至出现假象。这就需要我们运用中医理论和诊断方法，分清标本缓急，抓住主要矛盾；认真地分析其发病的本质，去伪存真。坚持整体观念和辨证论治，这样才能避免犯"头痛医头、脚痛医脚"的错误，只有抓住了疾病的本质，才能达到治愈疾病的目的。在针灸治疗上也只有掌握标本缓解，才能做到"用之不死"。

（一）急则治标

在一般情况下，治病求本是一个根本法则。但在特殊情况下，标病急于本病，如不及时处理，标病可能转为危重病症，此时应随机应变，按"急则治其标，缓则治其本"的原则，先要治疗标病。急则治标是在特殊情况下采取的一种权宜之法，如对于任何原因引起的高热抽搐，应当首先针刺大椎、水沟、合谷、太冲等穴，以泻热、开窍、息风止痉；对于任何原因引起的昏迷，都应先针刺水沟，醒脑开窍。又如对于患有脏器慢性疾病的患者，如遇急性软组织损伤而出现疼痛难忍时，应该首先治疗其疼痛。

（二）缓则治本

治本是治疗疾病的根本目的。在一般情况下，治疗疾病都要坚持治病求本的原则，尤其对于慢性病和急性病的恢复期有重要的指导意义，正虚者固其本，邪盛者祛其邪；治其病因，症状可除；治其先病，后病可解，这就是"伏其所主，失其所因"。如头痛，可由外感和内伤等多种原因引起，治疗时就不能单纯地采用对症治疗，而应找出致病的原因、病变的部位，进而选用相应的经络穴位和操作方法。又如肾阳虚引起的五更泄，泄泻是其症状之标，肾阳不足为本，治宜灸气海、关元、命门、肾俞。

（三）标本同治

标本同治是本病与标病并重时的一种治疗原则。当标本俱急，已不允许单独治标或单独治本时，应当采取标本同治的方法。如体虚感冒，如果一味解表可使机体正气更虚，而单纯扶正可能留邪。因此，应当益气解表，益气为治本，解表为治标，宜补足三里、关元，泻合谷、风池、列缺等。当标病与本病处于俱缓时，也可采用标本兼治的方法。如脾虚气滞引起的腹胀，既取脾俞、足三里等健脾以治本，又取大横、天枢等理气消胀以治标。

四、调神与调气并重

（一）调神

调神又称治神、守神。所谓调神，一是指在针灸施治前注重调治患者的精神状态；二是指在针灸操作过程中，医师专一其神，意守神气，患者神情安定，意守感传。调神贯穿于针灸治病的全过程。

（二）调气

所谓调气就是采用补虚泻实等针刺手法使经气调和。针灸治病就是通过采用各种刺灸方法，刺激一定的腧穴以激发经气，疏通全身气血，从而使偏盛、偏衰的脏腑功能趋于和谐平衡，这就是"调气"。

调气和调神是密不可分、相互促进的。其中气的活动以神为主导，神动则气行，患者神志专一，精神内守，医师也要神志专一，以助于针灸得气和气至病所。而调气又是调神的重要环节或具体的手段，通过调气，有助于"神志守一"，从而进一步改善患者的功能状态。调神和调气是针灸作用的关键，也是有别于中医其他学科的诊治特色。针灸治疗的作用都是建立在调神、调气基础上的。

五、注重三因制宜

三因制宜指因时、因地、因人制宜,即根据患者所处的季节(包括时辰)、地理环境和治疗对象的不同情况而制定适宜的治疗方法。

(一)因时制宜

根据不同的季节和时辰特点,制定适宜的治疗方法。在应用针灸治疗疾病时,考虑患者所处的季节和时辰有一定意义,因为四时气候的变化对人体的生理功能和病理变化有一定的影响。春夏之季,阳气升发,人体气血趋向体表,病邪伤人多在浅表;秋冬之季,人体气血潜藏于内,病邪伤人多在深部。故治疗上,春夏宜浅刺,少用灸法;秋冬宜深刺,多用灸法。因时制宜还包括针对某些疾病的发作或加重的规律而选择有效的治疗时机。如精神疾病多在春季发作,故应在春季之前进行治疗;痛经治疗也应在经前1星期开始。

(二)因地制宜

因地制宜指根据不同的地理环境特点制定适宜的治疗方法。由于地理环境、气候条件和生活习惯的不同,人体的生理功能、病理特点也有所区别,治疗应有差异。如在寒冷地区,治疗多用温灸,而且应用壮数较多;在温热地区,应用灸法较少。

(三)因人制宜

根据患者的性别、年龄、体质等的不同特点而制定适宜的治疗方法。由于男女在生理上有不同特点,如妇人以血为用,在治疗妇人病时多考虑调理冲脉(血海)、任脉等。年龄不同,针刺方法也有差别。患者个体差异更是决定针灸治疗方法的重要因素,如体质虚弱、皮肤薄嫩、对针刺敏感者,针刺手法宜轻;体质强壮、皮肤粗厚、针感较迟钝者,针刺手法可重些。

六、同病异治与异病同治

同病异治是指同一疾病用不同的方法治疗,异病同治是指不同的疾病用相同的方法治疗。中医临证治病,不是着眼于病的异同,而是注重证的区别,这就产生了同病异治、异病同治的法则。

(一)同病异治

同一种疾病,因人、因时、因地的不同,或由于病情的发展、病机的变化,正邪的盛衰消长,涉及的脏腑、经络各异而采取不同的治法,谓之同病异治。例如同是胃病,有属肝气犯胃者,治宜疏肝理气、和胃止痛,取期门、章门、太冲、中脘、足三里等穴,只针不灸,施用泻法;有属脾胃虚寒者,治宜补脾暖胃、温中散寒,取中脘、三阴交、足三里、脾俞、胃俞,针灸并用,施用补法;还有属饮食积滞者,治宜消食导滞、通调腑气,取中脘、天枢、建里、足三里、内关、公孙,只针不灸,采用泻法。感冒因为发病季节和致病因素之不同,有风寒、风热、时疫感冒、感冒挟暑湿等不同证型。风寒者治宜祛风、散寒、解表,取风门、风池、大椎、列缺等穴,针灸并用,施用泻法;风热者治宜疏风、清热、解表,取合谷、曲池、外关、大椎等穴,只针不灸,施用泻法;时疫感冒在风热感冒配穴处方基础上加足三里;暑湿感冒在风热感冒配穴处方基础上加内关、阴陵泉、三阴交。其他如失眠、头痛等许多疾病,无不体现了同病异治的道理。

(二)异病同治

不同的疾病,病因相同或在病程发展的某一阶段,出现了相同的病机变化,则采取相同的方法治疗,称为异病同治。如胃下垂和子宫下垂,尽管它们的发病部位和具体症状不同,但它们的病机相同,均属气虚下陷证,治宜益气升提,取百会、气海等穴,针刺补法并灸,异病同治,均能获效。

第四节　针灸治疗作用

一、疏通经络

疏通经络就是调理经气,通过针灸治疗,使瘀阻的经络通畅,气血流通,是针灸最基本、最直接、应用最广的治疗作用。经络"内属于脏腑,外络于肢节",运行气血是其主要的生理功能之一。经络功能正常,气血运行通畅,各脏腑器官、四肢百骸得以养,内脏与体表得以沟通,机体可发挥其正常的生理功能。若经络功能失常,气血运行受阻,则会影响人体正常的生理功能,进而出现病理变化,发生疾病。根据经络辨证,若经络不通,则气血运行受阻,其临床常常表现为疼痛、麻木、肿胀等症状。针灸治病就是采用针法或者灸法作用于经络、腧穴,通过经气的作用疏通经络、调理气血,从而使经络通畅、气血运行正常,达到治疗疾病的目的。

二、调和阴阳

阴阳学说是中医学基本理论的重要内容,贯穿于中医理论体系的各个方面。中医学用阴阳来说明人体的组织结构、生理功能、疾病的病理变化,并指导临床的诊断与治疗。当人体的阴阳两方面处于相对平衡状态时,各组织、器官、脏腑可保持正常的生理功能。若人体的阴阳失去平衡,出现偏盛或偏衰,就会发生疾病;如进一步发展则阴阳分离,人的生命活动也就随之停止。既然阴阳失调是疾病发生发展的根本原因,那么调理阴阳,使其恢复阴阳的相对平衡,便成为中医治病的基本原则,也是其最终目的。临床上,阴阳失调的情况一般包括阴阳偏盛,阴阳偏衰。

(1)阴阳偏盛:即阴盛或阳盛,是阴或阳任何一方高于正常水平的病变。如阳邪致病,可导致阳盛而阴伤,表现为热证;阴邪致病,可导致阴盛而阳伤,表现为寒证。对这种现象,应本着阴平阳秘、调和阴阳的治疗原则,采用实则泻之、虚则补之、寒者热之、热者寒之的治疗法则。

(2)阴阳偏衰:即阴或阳任何一方低于正常水平的病变。阴虚不能制阳,可导致阴虚阳亢的虚热证,治疗当滋阴潜阳;阳虚不能制阴,多表现为阳虚阴盛的虚寒证,治疗当温阳消阴。阴阳两虚,是指当阴阳一方虚损到一定程度,常导致另一方的不足,此即"阳损及阴""阴损及阳",最后导致阴阳两虚。本证多见于慢性病,治应阴阳双补。

总之,临床治疗的基本原则是泻其有余,补其不足,使阴阳之偏盛偏衰得以纠正,使之在新的基础上达到阴阳平衡。针灸治疗中调和阴阳的作用,基本上是通过经络、穴位配伍和操作手法来实现的。如胃火炽盛引起的牙痛,属阳热偏盛,治宜清泻胃火,取足阳明胃经穴内庭,针用泻法,以清泻胃热;寒邪伤胃引起的胃痛,属阴邪偏盛,治宜温中散寒,取足阳明胃经穴足三里和胃之募穴中脘,针用泻法并灸以温散寒邪;肾阴不足,肝阳上亢引起的眩晕,属阴虚阳亢证,根据"阳病治阴,阴病治阳"的原则,治宜滋阴潜阳,取足少阴肾经穴复溜补之,同时取足厥阴经穴行间泻之以协调阴阳。此外,由于阴阳之间可相互化生,相互影响,故治阴应顾及阳,治阳应顾及阴,所以又有"从阴引阳,从阳引阴"等方法。这些方法的核心仍是调和阴阳。

三、扶正祛邪

扶正祛邪的作用是指针灸可以扶助机体正气以祛除病邪。扶正,就是扶助正气,补益脏腑气血,增强抗病能力,正气得复就利于抗邪;祛邪就是祛除病邪,减轻疾病的症状,消除致病因素,病邪得除可减轻对正气的损伤。疾病的发生、发展及其转归的过程,实质上就是正邪相争的过程。扶正祛邪是疾病的良性方向转归的基本保证,是针灸治病的根本法则和手段,又是针灸治疗疾病的作用过程。针灸治疗作用不像中药药性和药理作用那样可见,在临床上针灸的扶正祛邪就是通过补虚泻实来实现的。

第二章 针灸技术

第一节 针法技术

一、毫针刺法

毫针为古代"九针"之一,是临床应用最为广泛的一种针具。毫针刺法,包括毫针的持针、进针、行针、得气、补泻、留针、出针等完整的针刺过程。它的每一次具体方法都有严格的操作规程和明确的目的要求,是针灸医生必须掌握的基本方法和操作技能,也是学习其他针刺法的基础。

(一)用具

毫针采用金属制作,目前多以不锈钢为制针材料。不锈钢毫针具有较高的强度和韧性,针体挺直光滑,能耐高温,防锈,易消毒,不易被化学物品腐蚀,故被临床广泛应用。也有用其他金属制作的毫针,如金针、银针,其传热、导电性能虽优于不锈钢针,但针体较粗,强度、韧性远不如不锈钢针,且价格昂贵,除特殊需要外,一般临床很少应用。至于铁针等,因其容易锈蚀,弹性、韧性及牢固度较差,仅偶见于磁针法。毫针的结构可分为 5 个部分(图 2-1)。

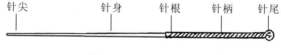

图 2-1 毫针的结构

(1)针尖是针身的尖端锋锐部分,又称针芒,是刺入腧穴皮肤的关键部位。

(2)针身是针尖与针柄间的主体部分,亦称针体,是毫针刺入腧穴内相应深度的主要部分。

（3）针根是针身与针柄连接的部分，是观察针身刺入穴位深度和提插幅度的外部标志。

（4）针柄是从针根至针尾的部分，多用金属丝缠绕呈螺旋状，是医师持针着力的部位，也是温针灸时装置艾绒之处。

（5）针尾是针柄的末端。一般由缠绕针柄的金属丝横向缠绕而成，呈筒状。温针灸法时可固定装置的艾团，并利于观察捻转的角度。

（二）针刺前的准备

1.选择针具

选择针具时应根据患者的性别、年龄、肥瘦、体质、病情、病位及所取穴，选取长短、粗细适宜的针具。如男性，体壮、形肥，且病位较深者，可选取稍粗稍长的毫针。反之若为女性，体弱、形瘦，而病位较浅者，则应选用较短、较细的针具。临床上选针常以将针刺入腧穴应至之深度，而针身还应露在皮肤上稍许为宜。

2.选择体位

为了使患者在治疗中有较为舒适而又能耐久的体位，既便于取穴、操作，又能适当留针，因此在针刺时必须选择好体位。临床常用的有仰靠坐位、俯伏坐位、仰卧位、侧卧位等。对于初诊、精神紧张或年老、体弱、病重的患者，有条件时应取卧位，以避免发生晕针等意外事故。

（三）进针

1.进针法

在针刺时，一般用右手持针操作，称"刺手"；左手爪切按压所刺部位或辅助针身，称"押手"。具体方法有以下几种。

（1）单手进针法：用刺手的拇、示指持针，中指指端紧靠穴位，中指指腹抵住针身下段，当拇、示指向下用力按压时，中指随势屈曲将针刺入，直刺至所要求的深度。此法用于短毫针进针（图 2-2）。

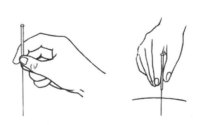

图 2-2　单手进针法

（2）夹持进针法：用消毒后的左手拇、示二指持捏针尖部，夹住针身下端，将针尖固定在腧穴表面，右手捻动针柄，将针刺入腧穴，此法适用于长针的进针（图2-3）。

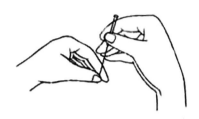

图2-3　夹持进针法

（3）舒张进针法：用左手示、拇指将所刺腧穴部位的皮肤向两侧撑开使皮肤绷紧，右手持针，使针从左手拇、示二指的中间刺入。此法主要用于皮肤松弛部位的进针（图2-4）。

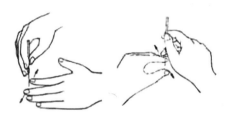

图2-4　舒张进针法

（4）提捏进针法：用左手拇、示二指将针刺部位的皮肤捏起，右手持针，从捏起的上端将针刺入。此法主要用于皮肉较薄的部位的进针，如印堂穴（图2-5）。

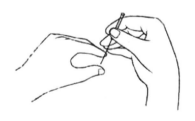

图2-5　提捏进针法

（5）指切进针法：又称爪切进针法，用左手拇指或示指指端切按在腧穴位置旁，右手持针，紧靠左手指甲面将针刺入。此法适用于短针的进针（图2-6）。

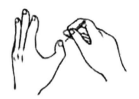
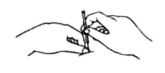

图 2-6　指切进针法

2.针刺的角度和深度

在针刺过程中,掌握正确的针刺角度、方向和深度,是增强针感、提高疗效、防止意外事故发生的重要环节。同一腧穴,由于针刺角度、方向、深度的不同,所产生的针感强弱、方向和疗效常有明显差异。对天突、哑门、风府等穴及眼区,胸背和重要脏器如心、肝、肺等部位的腧穴,尤其要注意掌握好针刺角度和深度。

(1)角度:指进针时的针身与皮肤表面所形成的夹角。它是根据腧穴所在位置和医师针刺时所要达到的目的结合而定。一般有下面几种。

直刺:针身与皮肤表面呈 90°角左右垂直刺入。此法适用于大部分腧穴。

斜刺:针身与皮肤表面呈 45°角左右倾斜刺入。此法适用于肌肉较浅薄处或内有重要脏器或不宜于直刺、深刺的穴位。

平刺:即横刺、沿皮刺,是针身与皮肤表面呈 15°角左右沿皮刺入。此法适用于皮薄肉少的部位,如头部的腧穴。

(2)深度:指针身刺入人体内的深浅程度。一般来说,身体瘦弱者宜浅刺,身强体肥者宜深刺。阳证、新病宜浅刺,阴证、久病宜深刺。头面和胸背及皮薄肉少处宜浅刺,四肢、臀、腹及肌肉丰满处宜深刺。

3.得气

得气也称针感,是指将针刺入腧穴后所产生的经气感应。当产生得气时,医师会感到针下有沉紧的感觉,同时患者也会在针下有相应的酸、麻、胀、重感,甚或沿着一定部位,向一定方向扩散传导的感觉。若没有得气,则医师感到针下空虚无物,患者亦无酸、胀、麻、重等感觉。临床上一般是得气迅速时,疗效较好;得气较慢时效果就差;若不得气,则可能无效。

(四)行针手法

行针是指将针刺入腧穴后,为了使之得气而施行的各种针刺手法。行针手法分为基本手法和辅助手法两类。

1.基本手法

基本手法有以下 2 种。

（1）提插法：将针刺入腧穴的一定深度后，使针在穴内进行上下进退的操作方法。把针从浅层向下刺入深层为插；由深层向上退到浅层为提（图2-7）。

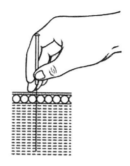

图2-7　提插法

（2）捻转法：将针刺入腧穴的一定深度后，以右手拇指和中、示二指持住针柄，进行一前一后来回旋转捻动的操作方法（图2-8）。

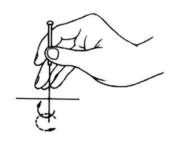

图2-8　捻转法

2.辅助手法

针刺时用以辅助行针的操作方法，常用的有以下几种。

（1）弹法：针刺后在留针过程中，以手指轻弹针尾或针柄，使针体微微振动，以加强针感，助气运行。本法有催气、行气的作用（图2-9）。

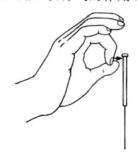

图2-9　弹法

（2）循法：针刺不得气时，可以用循法催气法。其法是医师用指顺着经脉的循行路径，在腧穴的上下部轻柔地循按。说明此法能推动气血、激发经气，促使针后易于得气（图 2-10）。

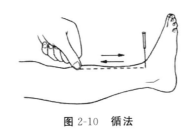

图 2-10　循法

（3）刮法：毫针刺入一定深度后，经气未至，以拇指或示指的指腹，抵住针尾，用拇指、示指或中指指甲，由下而上频频刮动针柄，促使得气。本法在针刺不得气时用之可以激发经气，如已得气者可以加强针刺感应的传导与扩散（图 2-11）。

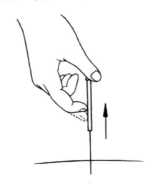

图 2-11　刮法

（4）摇法：针刺入一定深度后，手持针柄，将针轻轻摇动，以行经气。摇法有二，一是直立针身而摇，以加强得气感应；一是卧倒针身而摇，使经气向一定方向传导（图 2-12）。

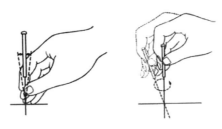

图 2-12　摇法

（5）飞法：针后不得气者，用右手拇、示两指扶持针柄，细细捻搓数次，然后张开两指，一搓一放，反复数次，状如飞鸟展翅，故称飞法。本法的作用在于催气、行气，并使针刺感应增强。

（6）震颤法：针刺入一定深度后，右手持针柄，用小幅度、快频率的提插、捻转手法，使针身轻微震颤。本法可促使针下得气，增强针刺感应（图2-13）。

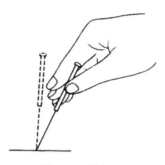

图 2-13　震颤法

毫针行针手法以提插、捻转为基本操作方法，并根据临证情况，选用相应的辅助手法。如刮法、弹法，可应用于一些不宜施行大角度捻转的腧穴；飞法，可应用于某些肌肉丰厚部位的腧穴；摇法、震颤法，可用于较为浅表部位的腧穴。通过行针基本手法和辅助手法的施用，主要促使针后气至或加强针刺感应，以疏通经络、调和气血，达到防治疾病的目的。

（五）针刺补泻

针刺补泻是盛则泻之，虚则补之，热则疾之，寒则留之，陷下则灸之的理论原则而确立的两种不同的治疗方法，是针刺治病的一个重要环节，也是毫针刺法的核心内容。

补法是泛指能鼓舞人体正气、使低下的功能恢复旺盛的方法。泻法是泛指能疏泄病邪、使亢进的功能恢复正常的方法。针刺补泻就是通过针刺腧穴，采用适当的手法激发经气以补益正气、疏泄病邪而调节人体脏腑经络功能，促使阴阳平衡而恢复健康。

（六）异常情况的处理及预防

1.晕针

（1）原因：患者精神紧张、体质虚弱、饥饿疲劳、大汗大泄大出血后，或体位不当，或医师手法过重而致脑部暂时缺血。

（2）现象：患者突然出现精神疲倦、头晕目眩、面色苍白、恶心欲呕、多汗、心慌、四肢发冷、血压下降、脉象沉细或神志昏迷、仆倒在地、唇甲青紫、二便失禁、脉微细欲绝。

(3)处理:首先将针全部取出,使患者平卧,头部稍低,注意保暖,轻者在饮温开水或糖水后即可恢复正常;重者在上述处理的基础上,可指掐或针刺人中、素髎、内关、足三里,灸百会、气海、关元等穴,必要时应配合其他急救措施。

(4)预防:对于初次接受针刺治疗和精神紧张者,应先做好思想工作,消除顾虑;选择舒适持久的体位(尽可能采取卧位),取穴不宜太多,手法不宜过重;对于过度饥饿、疲劳者,不予针刺。留针过程中,医师应随时注意观察患者的神色,询问患者的感觉,一旦出现晕针先兆,可及早采取处理措施。

2.滞针

(1)原因:患者精神紧张。针刺入后,局部肌肉强烈收缩,或因毫针刺入肌腱,行针时捻转角度过大或连续进行单向捻转而使肌纤维缠绕针身。

(2)现象:进针后,出现提插捻转及出针困难。

(3)处理:嘱患者消除紧张状态,使局部肌肉放松。因单向捻转而致者,需反向捻转。如属肌肉一时性紧张,可留针一段时间,再行捻转出针;也可以按揉局部,或在附近部位加刺一针,转移患者注意力,随之将针取出。

(4)预防:对精神紧张者,先做好解释工作,消除紧张顾虑,进针时避开肌腱,行针时捻转角度不宜过大,更不可单向连续捻转。

3.弯针

(1)原因:医师进针手法不熟练、用力过猛或碰到坚硬组织;留针中患者改变体位;针柄受到外物的压迫和碰撞及滞针未得到及时正确的处理。

(2)现象:针身弯曲,针柄改变了进针时刺入的方向和角度,提插、捻转及出针均感困难患者感觉疼痛。

(3)处理:如轻微弯曲,不能再行提插、捻转,应慢慢将针退出;弯曲角度过大时,应顺着弯曲方向将针退出;如因患者改变体位而致,应嘱患者恢复原体位,使局部肌肉放松,再行退针,切忌强行拔针。

(4)预防:医师进针手法要熟练,指力要轻巧,患者体位要舒适,留针时不得随意改变体位,针刺部位和针柄不能受外物碰撞和压迫,如有滞针应及时正确处理。

4.断针

(1)原因:针具质量欠佳,针身或针根有剥蚀损坏;针刺时,针身全部刺入;行针时,强力捻转、提插,肌肉强烈收缩或患者改变体位;滞针和弯针现象未及时正确处理。

（2）现象：针身折断，残端留在患者体内。

（3）处理：嘱患者不要紧张，不要乱动，以防断端向肌肉深层陷入。如断端还在体外，可用手指或镊子取出；如断端与皮肤相平，可挤压针孔两旁，使断端暴露在体外，用镊子取出；如针身完全陷入肌肉，应在 X 线定位下，行外科手术取出。

（4）预防：认真检查针具，对不符合质量要求的应剔除不用。选针时，针身的长度要比准备刺入的深度长 5 分。针刺时，不要将针身全部刺入，应留一部分在体外。进针时，如发生弯针，应立即出针，不可强行刺入。对于滞针和弯针，应及时正确处理，不可强行拔出。

5.血肿

（1）原因：针尖弯曲带钩，使皮肉受损或针刺时误伤血管。

（2）现象：出针后，局部呈青紫色或肿胀疼痛。

（3）处理：微量出血或针孔局部小块青紫，是小血管受损引起，一般不必处理，可自行消退。如局部青紫较重或活动不便者，在先行冷敷止血后再行热敷，或按揉局部，以促使局部瘀血消散。

（4）预防：仔细检查针具，熟悉解剖部位，避开血管针刺。

（七）针刺注意事项

（1）过于饥饿、疲劳、精神高度紧张者，不行针刺。体质较弱者，刺激不宜过强并尽可能采取卧位。

（2）怀孕 3 个月以下者，下腹部禁针。3 个月以上者，上下腹部、腰骶部及一些能引起子宫收缩的腧穴如合谷、三阴交、昆仑、至阴等均不宜针刺。月经期间，如月经周期正常者，最好不予针刺。月经周期不正常者，为了调经可以针刺。

（3）小儿囟门未闭时，头顶部腧穴不宜针刺。此外因小儿不能配合，故不宜留针。

（4）避开血管针刺，防止出血；常有自发性出血或损伤后出血不止的患者不宜针刺。

（5）皮肤有感染、溃疡、瘢痕或肿瘤的部位不宜针刺。

（6）防止刺伤重要脏器。①针刺眼区腧穴时，要掌握一定的角度和深度。不宜大幅度提插、捻转或长时间留针，以防刺伤眼球和出血。②背部第十一胸椎两侧，侧胸（胸中线）第八肋间，前胸（锁骨中线）第六肋间以上的腧穴，禁止直刺、深刺，以免刺伤心、肺。尤其对肺气肿患者，更需谨慎，防止发生气胸。③两肋及肾区的腧穴，禁止直刺、深刺，以免刺伤肝、脾、肾脏。尤以肝脾肿大患者，更应注意。④对于胃溃疡、肠粘连、肠梗阻患者的腹部和尿潴留患者的耻骨联合区,必须注意针刺的角度、深度。如刺法不当,也可能刺伤胃肠道和膀胱,引起不良后果。⑤针刺颈部及背部正中线第一腰椎以上的腧穴,如进针角度、深度不当,易误伤延髓和脊髓,引起严重后果。针刺这些穴位至一定深度如患者出现触电感向四肢或全身放射应立即退针,忌捣针。

二、三棱针疗法

(一)用具

三棱针一般用不锈钢制成,针长约 6 cm,针柄较粗呈圆柱形,针身呈三棱形,尖端三面有刃,针尖锋利。三棱针刺法是用三棱针刺破患者身体上的一定穴位或浅表血络,放出少量血液以治疗疾病的方法,亦称刺络法。

(二)刺法

1.点刺法

针刺前先推按预定针刺部位,常规消毒后,左手拇、示、中三指夹紧被刺部位或穴位,右手持针,用拇、示两指捏住针柄,中指指腹抵住针身下端,针尖露出3～5 mm,对准穴位迅速刺入 3～5 mm,随即将针退出,轻轻挤捏针孔周围,使出血少许,然后用消毒棉球按压针孔止血(图 2-14)。此法多用于四肢末端穴位,如十宣、十二井穴或头面部的太阳、印堂、攒竹、上星等穴。

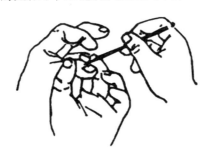

图 2-14　点刺法

2.散刺法

散刺法是对病变局部周围进行点刺的一种方法。针刺前先在预定针刺部位常规消毒,然后由病变外缘环形向中心点刺,以促使瘀血或水肿排出,达到祛瘀生新,通经活络的目的(图 2-15)。此法多用于局部瘀血、血肿或水肿、顽癣等。

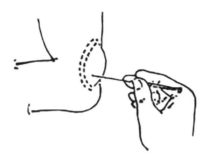

图 2-15　散刺法

3.泻血法

泻血法又称刺络法。针刺前先用橡皮管结扎在针刺部位上端(近心端),然后迅速消毒。左手拇指压在被针刺部位下端,右手持三棱针对准被刺部位静脉,刺入脉中立即将针退出,使其流出少量血液。出血停止后.以消毒棉球按压针孔止血(图 2-16)。此法多用于肘窝(曲泽)、腘窝(委中)及其附近的浅表静脉,用以治疗中暑、急性腰扭伤、急性淋巴管炎、急性吐泻等。

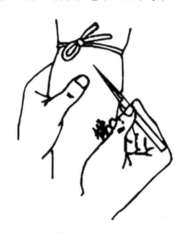

图 2-16　泻血法

4.挑刺法

三棱针挑刺法是以三棱针挑断皮下白色纤维组织,用以治疗某些疾病的治法。挑刺的部位以病理反应点为基础,选取相应的穴位或部位。

(三)取穴规律

临床上有如下规律。

(1)以背俞、夹脊穴为主要选择点:临床可观察背俞穴处的皮下组织有无隆起、凹陷、松弛和皮肤温度的变异等反应现象,以此寻求有关穴位邻近的阳性反应点作为取穴依据。

(2)以痛为腧找痛点挑刺:在病变体表局部区域内,找最明显的压痛点进行挑刺。如肩痛者多在肩胛冈上表面和三角肌前缘等处找到痛点;腿痛者多在腰骶关节表面找到痛点。

(3)选疹点挑刺:选用某些疾病在体表有关部位出现的疹点,疹点的特征似丘疹,稍突出于皮肤,似针帽大小,多为灰白色或暗红色,棕褐或浅红色,压之不褪色。选点时要注意与痣、毛囊炎、色素斑相鉴别。找点困难时,可用手摩擦相应部位皮肤后,再仔细寻找。如急性乳腺炎可在膏肓穴周围寻找疹点;疖肿或毛囊炎可在脊柱两侧找疹点;痔疮可在腰骶部找疹点。

(四)适用范围

三棱针刺法具有开窍泄热、通经活络、调和气血、消肿止痛等作用,适用于急证、热证、实证、瘀血、疼痛等病症。如点刺十宣、十二井穴可治疗中风闭证、昏迷、晕厥、高热抽搐等;点刺太阳穴可治疗头痛、目赤肿痛;点刺耳尖治疗感染性发热;点刺少商穴治疗急性扁桃体炎;点刺四缝穴治疗小儿疳积及消化不良;在病变周围点刺可治疗神经性皮炎、过敏性皮炎、荨麻疹等皮肤病;在病变部位散刺可治疗软组织扭挫伤引起的瘀血、肿痛;点刺人中、素髎或涌泉穴可急救休克;点刺尺泽或曲泽穴可急救中暑、急性吐泻;点刺八风、八邪穴分别可治疗手足麻木、肿痛;点刺委中穴可治疗急性腰扭伤、腓肠肌痉挛等。

(五)注意事项

(1)三棱针刺激较强,治疗时须注意患者体位舒适,并须与医师配合,还须注意预防晕针。

(2)由于三棱针刺后针孔较大,必须注意严格消毒,防止感染。

(3)点刺、散刺必须做到浅而快,出血不宜过多,以数滴为宜,注意勿刺伤深部动脉。

(4)病后体弱、明显贫血、孕妇和有自发性出血倾向者不宜使用本法。

(5)每天或隔天治疗1次,1～3次为1个疗程,出血量多者,每周1～2次。一般每次出血量以数滴至3～5 mL为宜。

三、皮肤针疗法

(一)用具

皮肤针是针头呈小锤形的一种针具。针柄有硬柄和软柄两种规格。软柄有弹性,一般用牛角做成,长约 15～20 cm,一端附有莲蓬状的针盘,下面散嵌着不锈钢短针。根据所嵌钢针的数目不同,可分别称为梅花针(5 支针)、七星针(7 支针)、罗汉针(18 支针)等。皮肤针刺法是利用皮肤针叩刺人体一定部位或穴位以治疗疾病的方法。由于这是一种特制的浅刺针具,针刺仅及皮肤,所以又称为丛针浅刺法或称为皮刺法。

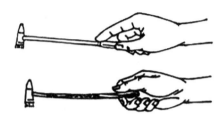

图 2-17　硬、软柄皮肤针持针式

(二)操作方法

硬柄和软柄的两种皮肤针持针方法有所不同(图 2-17)。硬柄皮肤针的持针式是用右手握住针柄,以拇指、中指夹持针柄,示指置于针柄中段上面,无名指和小指将针柄固定在小鱼际处;软柄皮肤针的持针式是将针柄末端固定在掌心,拇指在上,示指在下,其余手指呈握拳状握住针柄。针具及皮肤消毒后,针尖对准所选部位、用腕部的弹力使针头垂直叩击在皮肤上,并立即提起,如此反复叩刺。皮肤针手法是用手腕力量,均匀而有节奏地弹刺,频率不宜过快或过慢,一般每分钟叩击 50～60 次,叩刺时针尖起落要呈垂直方向,落针要稳准,提针要快,避免针尖倾斜刺入或向后拖拉提起,以免增加患者的疼痛。临床上根据病情需要,可按一定路线成行叩刺,也可在一定范围内呈环形叩击,或在一个点上进行重点叩刺。

(三)叩刺部位

皮肤针的叩刺部位可分为以下 3 种。

1.循经叩刺

循经叩刺是沿经脉循行路线进行叩刺的一种方法,最常用的部位是项背腰骶部的督脉和膀胱经。督脉为阳脉之海,能调节一身之阳气,五脏六腑的背俞穴均分布在背腰部的膀胱经,所以其治疗范围广泛。其次是四肢肘、膝以下的经络,因其分布着各经原穴、络穴、郄穴、五输穴等,可治疗各相应脏腑经络的疾病。

2.穴位叩刺

穴位叩刺是根据穴位的主治作用进行叩刺的一种方法。临床上常用的多是特定穴、阿是穴、华佗夹脊穴等。如在某些特定穴上出现阳性反应点或阳性反应物,应作重点叩刺。

3.局部叩刺

局部叩刺是指在患部进行叩刺的一种方法。如扭伤后局部瘀血肿痛、顽癣、斑秃、头面五官疾病、关节病变等,可在局部叩刺。皮肤针叩刺的刺激强度,是根据患者的体质、年龄、病情以及叩刺的部位不同,临床一般可分轻、中、重3种。

(1)轻刺:用较轻腕力进行叩刺。针尖接触皮肤时间较短,以局部皮肤略见潮红、充血,患者无疼痛感为度。适用于老弱妇儿、虚证患者以及头面等肌肉浅薄处。

(2)重刺:用较重腕力进行叩刺。针尖接触皮肤时间稍长,局部皮肤可见隐隐出血,以患者有疼痛感为度。适用于年壮体强、实证患者以及肩、背、腰、臀、四肢等肌肉丰厚处。

(3)中刺:叩刺腕力介于轻刺与重刺之间,以局部皮肤有较明显潮红,但无渗血,以患者稍觉疼痛为度。适用于一般疾病和多数患者,除头面等肌肉浅薄处外,大部分均可用此法。

(四)适用范围

中医学认为十二经脉在皮肤的相应区域称为十二皮部,在生理上皮部具有保护机体、抵御外邪的作用,在治疗中也有重要意义,采用皮肤针叩刺皮部,激发经络之气,起到调整脏腑虚实,调和气血,通经活络,促进机体功能恢复正常,从而达到防治疾病的目的。皮肤针的适应范围较广,临床各科病症均可应用,如叩刺后项部、痛侧头部以及有关经脉治疗头痛、偏头痛;叩刺头项部、夹脊、印堂、太阳、百会穴治疗失眠、眩晕;叩刺患侧颜面部及大肠经治疗口眼㖞斜;叩刺眼周治疗目疾;叩刺鼻周治疗鼻疾;叩刺上腹部、背俞、胃经治疗胃痛、呕吐、呃逆;叩刺下腹部、腰骶部、足三阴经脉治疗阳痿、遗精、遗尿、痛经;患处叩刺加拔火罐可治肩周炎、急性腰扭伤;患处叩刺加艾条悬起灸可治疗神经性皮炎、皮神经麻痹及斑秃。

(五)注意事项

(1)施术前应注意检查针具,全束针尖要平齐,不应有偏斜、钩曲、锈蚀和缺损。

(2)针具及叩刺部位应注意消毒,重刺后皮肤如有出血,须用消毒干棉球擦拭干净,保持清洁,以防感染。

（3）叩刺时针尖必须垂直而下，迅速弹起，要快刺、弹刺、平刺，不能慢刺、压刺、斜刺、拖刺。叩刺速度和力度要均匀，防止快慢不一、用力不匀的乱刺。

（4）局部皮肤有创伤、溃疡、瘢痕形成等，不宜使用本法治疗。

四、耳针疗法

耳针疗法是用针刺或灸等方法刺激耳郭上的穴位，以治疗全身疾病的一种方法。耳针源于中医学，但又融合了现代的解剖学、生理学知识，它既与中医学的脏腑经络学说有着密切联系，又与西医学的解剖学、生理学不可分割。

（一）用具

（1）毫针刺法：指应用毫针针刺耳穴，所用毫针见毫针刺法用具。

（2）压丸法：将医用胶布剪成约 0.6 cm×0.6 cm 大小，上置压丸制成耳穴压丸贴片。压丸直径约 0.2 cm，应清洗消毒，宜选用植物种籽，如王不留行籽、白芥子、急性子、莱菔子、油菜籽等；或选用聚苯珠，磁珠等。目前，临床上广泛使用的是王不留行籽和磁珠。

（二）毫针法的操作和注意事项

1.操作

（1）在明确诊断的基础上选好耳穴，并在所选穴区内或周围寻找反应点。选穴力求少而精，一般用同侧穴，少数取对侧或双侧穴，必要时也可一穴多针或透刺。

（2）针具必须严格消毒，耳穴皮肤可用 2.5％碘酊或 75％乙醇消毒。

（3）左手固定耳郭，右手持半寸或一寸毫针。一般垂直刺入，探测时可发现敏感点方向性较强者宜向最敏感的方向针刺，深度以刺穿软骨不刺穿对侧皮肤为度（因为软骨前后神经末梢密度最高）。多数人有疼痛和胀热感，少数可出现酸、重、胀感，个别人可有麻凉或暖流沿一定经络方向传导的经络感传现象。有此现象者一般疗效更好些。

（4）留针 20～30 分钟或更长些，留针期间宜间歇行针 1～2 次，加强刺激。

（5）起针时备带消毒棉球，必要时压迫针孔，防止出血，再涂以 2.5％碘酊或 75％乙醇以防感染。

（6）疗程和针刺时间间隔视病情而定，一般每天 2 次或隔天 1 次，10 次为 1 个疗程，休息 5～7 天再行第二疗程。急性病可行 2～3 次/天。

2.注意事项

（1）事先向患者说明耳穴针感的特点，以取得患者的合作。

（2）要特别注意预防感染。除要严格消毒针具、穴位皮肤外,耳郭冻伤或有炎症的部位禁针。如见有针孔发红、耳郭局部肿胀疼痛时,应及时涂 2.5％碘酊 3～4 次/天,并口服抗生素药物。

（3）有习惯性流产史的孕妇不宜针刺,对老年体弱或过劳、过饥、过饱、精神紧张而又需要针刺者,宜取卧位针治以防晕针。万一出现晕针应及时处理。

（4）要防止"万病一针"的片面观点,在应用耳针充分发挥耳穴作用的同时,若有可能则采取综合治疗更好。如留针时活动患部或患部加艾灸、按摩或拔罐等,又如对某些躯体、四肢疼痛者可用"电针体耳疗法"——即在耳穴敏感点及躯体四肢疼痛局部阿是穴各针刺一针,连接电极予以电脉冲刺激。

（三）耳穴压丸法的操作、特点和注意事项

1.操作

（1）耳压籽片的制备:把表面光滑,大小硬度适中的王不留行籽、草决明籽、油菜子或西米、绿豆(可剪成一半)或磁珠经筛洗并经 75％乙醇浸泡后晾干或用紫外线照射后,贴于 0.6 cm×0.6 cm 的肤色胶布或脱敏胶纸上备用。

（2）确定用穴并探准敏感点后,将市售或自制耳压籽片贴压在敏感点上。

（3）自行按压刺激的时间、次数可根据病情决定,一般 3 次/天。每次按压 3～5 分钟左右。

（4）两天更换一次耳压籽(冬天可 4 天)。更换时即使仍使用原耳穴,亦应重新探找敏感点,因为实践证明近 80％的耳穴再次耳压时敏感点都会有一定程度的移位。

2.特点

（1）因疼痛轻,故易为患者所接受。

（2）耳压法属非创伤性刺激,只要不损伤皮肤绝无感染之虞,故适用于家庭保健和非医务人员进行群防群治。

（3）耳穴压丸不仅有持续刺激的作用,而且可由患者自行按压刺激(一般 3 次/天),有利于患者根据病情及时治疗(如头痛发作时)和择时预防(如不寐者可在睡前或睡醒难于再入睡时自行按压刺激)。又如在预计疟疾发作前或哮喘患者有先兆时,自行刺激已贴压着的有关耳穴,常能有效地制止发作。

3.注意事项

（1）耳压局部或附近有冻疮等皮损时不宜贴压。

（2）按压不宜过重。

（3）贴压或更换耳压籽时要找准敏感点,并注意敏感点的方向性。

（4）勿浸湿耳压籽局部,对胶布有变态反应的患者,宜更换脱敏胶布。

五、头针疗法

头针疗法是指针刺刺激头皮特定部位以防治疾病的一种方法,又称头皮针。

(一)头针取穴

头针刺激线的定位与主治头针刺激线均位于头皮的部位,按颅骨的解剖名称分额区、顶区、颞区、枕区4个区,14条标准头穴刺激线(左侧、右侧、中央共25条)。

1.额中线

定位:在额部正中,属督脉。从神庭穴向前引一直线,长1寸(图2-18)。

主治:癫痫,精神失常,鼻病等。

2.额旁1线

定位:在额中线外侧,直对目内眦,属足太阳膀胱经。从眉冲穴向前引一直线,长1寸(图2-18)。

3.额旁2线

定位:在额旁1线外侧,直对瞳孔,属足少阳胆经。从胆经头临泣向前引一直线,长1寸(图2-18)。

主治:急、慢性胃炎,胃、十二指肠溃疡,肝胆疾病,眼病等。

4.额旁3线

定位:在额旁2线外侧,直对目外眦角。从胃经头维穴内侧0.5寸起向前引一直线,长1寸(图2-18)。

主治:功能性子宫出血,阳痿,遗精,早泄,子宫脱垂,尿频,尿急,眼病等。

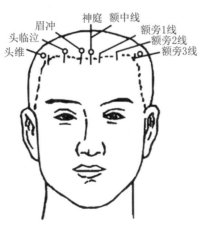

图2-18 标准化方案额区

5.顶中线

定位:在头顶部正中,属督脉。从百会穴至前顶穴之间的连线,长 1.5 寸
(图 2-19)。

主治:腰腿足病,如瘫痪、麻木、疼痛,皮质性多尿,脱肛,小儿夜尿,高血压,
头顶痛等。

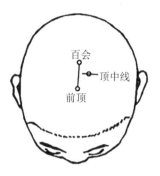

图 2-19　标准化方案顶区(一)

6.顶颞前斜线

定位:在头顶头侧面。从头部经外奇穴前神聪至颞部胆经悬厘穴引一斜线
(图 2-20)。

主治:全线分 5 等分,上 1/5 治疗对侧下肢和躯干瘫痪,中 2/5 治疗对侧上
肢瘫痪,下 2/5 治疗中枢性面瘫,运动性失语,流涎,脑动脉硬化等。

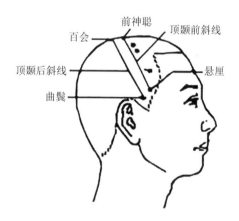

图 2-20　标准化方案顶区(二)

7.顶颞后斜线

定位:在头顶头侧面。顶颞前斜线之后 1 寸,与其平行的线。从百会穴至曲

鬓穴引一斜线(图 2-20)。

主治:全线分 5 等分,上 1/5 治疗对侧下肢和躯干感觉异常,中 2/5 治疗对侧上肢感觉异常,下 2/5 治疗头面部感觉异常。

8.顶旁 1 线

定位:在头顶部,顶中线旁开 1.5 寸,属足太阳膀胱经。从通天穴向后引一直线,长 1.5 寸(图 2-21)。

主治:腰腿病症,如瘫痪、麻木、疼痛等。

9.顶旁 2 线

定位:在头顶部,顶中线旁开 2.25 寸,属足少阳胆经。从正营穴向后引一直线,长 1.5 寸(图 2-21)。

主治:肩、臂、手等病症,如瘫痪、麻木、疼痛等。

10.颞前线

定位:在头颞部,属足少阳胆经、手少阳三焦经。从颔厌穴至悬厘穴连一直线(图 2-21)。

主治:偏头痛,运动性失语,周围性面神经麻痹,口腔疾病,眼病等。

11.颞后线

定位:在头颞部,属足少阳胆经。从率谷穴至曲鬓穴连一直线(图 2-21)。

主治:偏头痛,眩晕,耳聋,耳鸣,颈项病等。

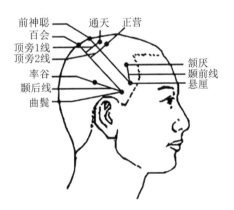

图 2-21　标准化方案顶区与颞区

12.枕上正中线

定位:在后头部,属督脉。从强间穴至脑户穴之间连一直线,长 1.5 寸(图 2-22)。

主治:眼病、足癣等。

13.枕上旁线

定位:在后头部,枕上正中线旁开 0.5 寸,属足太阳膀胱经。从脑户穴旁开 0.5 寸起向上引一直线,长 1.5 寸(图 2-22)。

主治:皮质性视力障碍,白内障,近视眼等。

14.枕下旁线

定位:在后头部,属足太阳膀胱经。从玉枕穴向下引一直线,长 2 寸(图 2-22)。

主治:小脑疾病引起的平衡障碍,后头痛等。

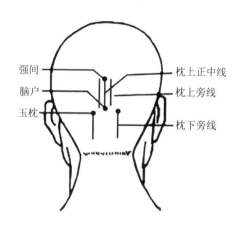

图 2-22　标准化方案枕区

(二)操作方法

1.选穴

单侧肢体疾病,选对侧刺激区;双侧肢体疾病,选双侧刺激区;内脏、全身性疾病或不易区分左右的疾病,可双侧取穴;一般根据疾病选用相应的刺激区,并可选用有关刺激区配合治疗。

2.体位

根据患者病情、治疗要求和施术部位可分别取站位、坐位或卧位。如治疗急性腰扭伤时,可取站位。在针刺顶中线的同时,令患者活动腰部;治疗偏瘫,既可取坐位,也可取卧位。

3.进针

一般选用 28～30 号、1.5～2.5 寸的毫针,在选定的刺激区(线)进行常规消毒后,针与头皮呈 30°夹角快速刺入头皮下。当针尖抵达帽状腱膜下层时,指下感到阻力减小,然后使针与头皮平行,沿刺激区(线)继续刺入相应的深度。若进针角度不当,使针尖抵达颅骨或仅达皮下层,患者有疼痛感且医师手下有抵抗感,此时应改变进针角度,重新刺入。

4.捻针

头针的行针只捻转不提插。一般以拇指掌面和示指桡侧面夹持针柄,以示指的掌指关节连续屈伸,使针身左右旋转,捻针速度应保持在每分钟200次左右,捻针角度则取决于患者的病情和耐受程度,一般在180°～720°的范围内。每次可连续捻转2～3分钟,留针20～30分钟,留针期间,每隔5分钟,重复捻针1次。偏瘫患者在留针期间可主动或被动活动患肢,有助于提高疗效。一般经3～5分钟刺激后,部分患者在病变部位会出现热、麻、胀、抽动等感应。也可使用电针代替手法捻针治疗。

5.出针

双手配合,刺手夹持针柄轻轻捻转松动针身,押手在穴区周围头皮固定,如针下无紧涩感,可快速拔出毫针,也可缓慢出针。出针后需要用消毒干棉球按压针孔片刻,以防止出血。

6.疗程

一般每天或隔天针治1次,10次为1个疗程,疗程间隔5～7天。

(三)适用范围

1.中枢神经系统疾病

脑血管病所致偏瘫、失语、假性球麻痹、小儿神经发育不全和脑性瘫痪、颅脑外伤后遗症、脑炎后遗症、癫痫、舞蹈病和帕金森病等。

2.精神疾病

精神分裂症、癔症、抑郁症等。

3.疼痛和感觉异常

头痛、三叉神经痛、颈项痛、肩痛、腰背痛、坐骨神经痛、胆绞痛、胃痛、痛经等各种急慢性疼痛疾病。

4.其他疾病

高血压、冠心病、性功能障碍、月经不调、神经性呕吐、功能性腹泻、肢体远端麻木、皮肤瘙痒症、阿尔茨海默病,以及小儿先天愚型等。

(四)禁忌证

(1)囟门和骨缝尚未骨化的婴儿禁忌施用头针。

(2)头部颅骨缺损处或开放性脑损伤部位,头部严重感染、溃疡、瘢痕者禁忌施用头针。

（3）患有严重心脏病、重度糖尿病、重度贫血、急性炎症和心力衰竭者禁忌施用头针。

（4）中风患者急性期，如因脑血管意外引起昏迷、血压过高时，暂不宜用头针治疗，须待血压和病情稳定后评估是否可行头针治疗。

（五）注意事项

（1）留针应注意安全，避免碰触毫针，以免折针、弯针。

（2）对精神紧张、过饱、过饥者应慎用，不宜采取强烈刺激手法。

（3）防止遗忘起针，起针后需反复检查。

（4）头针留针不影响肢体活动，故在留针期间可嘱患者配合运动，有提高临床疗效的作用。

（5）对于严重心脑血管疾病需长期留针者，应加强监护，以免发生意外。

六、电针疗法

电针法是指针刺得气后，在针柄上接通电针仪器，输出接近人体生物电的微量脉冲电流，利用毫针和电流两种刺激相结合，作用于经络穴位，以防治疾病的一种方法。它的优点是：毫针的刺激与电的生理效应相结合，不但提高了毫针的治疗效果，而且扩大了针灸治疗的范围；能代替人作较长时间的持续运针，节省人力；能比较客观地控制刺激量。

（一）用具

仪器顶部有5个小型输出插孔，对应于面板上5个控制旋钮。调节控制旋钮能改变输出强度。各输出孔用来插入电极插头或电极板插头。面板上中间的旋钮用以选择各种输出波形，可控制输出连续波、疏密波及断续波。右侧的旋钮用作连续波的频率调节。左边的旋钮用作疏密波、断续波的频率调节。拨动开关是选择交、直流电源用。氖灯指示连续波、疏密波、断续波的频率。

（二）选择腧穴

（1）除辨证取穴外，还可选取有神经干通过的腧穴和肌肉神经运动点。例如：头面部，有面神经通过的听会、翳风，有三叉神经通过的下关、阳白、四白等；上肢部，有臂丛通过的颈夹脊、天鼎，有尺神经通过的青灵、小海，有桡神经通过的手五里、曲池，有正中神经通过的曲泽、郄门、内关，下肢部，有坐骨神经通过的环跳、殷门，有胫神经通过的委中，有腓总神经通过的阳陵泉，有股神经通过的冲门；腰骶部，有腰神经通过的气海俞，有骶神经通过的八髎。

(2)电针一般取 2 穴以上,可根据受损部位的神经支配进行腧穴配对。①面神经麻痹,取听会、翳风为主穴,皱额障碍配阳白、鱼腰,眼睑下垂配瞳子髎,鼻唇沟变浅配水沟,口眼㖞斜配地仓、颊车。②上肢瘫痪,以天鼎或缺盆为主穴,三角肌受损配肩髎或臑上,肱三头肌受损配臑会,肱二头肌受损配天府,屈腕和伸指肌受损以曲池为主,配手五里或四渎。③下肢瘫痪,股前部受损以冲门或外阴廉为主,加配髀关或箕门;臀、腿后部受损以环跳或秩边为主,小腿后面受损配委中,小腿外侧受损配阳陵泉。④坐骨神经痛,以环跳、大肠俞为主,配殷门、委中、阳陵泉等穴。电针以取用同侧肢体 1～3 对腧穴(用 1～3 对导线)为宜。

　　(三)选择刺激参数

　　刺激参数包括波型、刺激强度和刺激时间等。

　　1.波型

　　电针治疗仪可输出连续波、疏密波和断续波,不同波型的频率各异,其作用特点和适应证也不尽相同。

　　(1)连续波包括密波、疏波。①密波:频率高于 30 Hz 的连续波,一般称为密波,临床应用密波多采用 50 Hz 以上的连续波。密波易产生抑制反应,能降低神经应激功能,抑制脊髓兴奋性,常用于止痛、镇静、缓解肌肉和血管痉挛,尤其适用于急性疼痛,也适用于针刺麻醉等。②疏波:频率低于 30 Hz 的连续波,一般称为疏波,临床应用的疏波多采用 10 Hz 以下的连续波。疏波刺激作用较强,能引起肌肉收缩,提高肌肉韧带张力,常用于治疗痿证、慢性疼痛,各种肌肉、关节及韧带的损伤等。

　　(2)疏密波:输出脉冲以疏波、密波交替出现,持续时间各约 1.5 秒。该波可避免单一波形易产生适应的缺点,能促进代谢和血液循环,改善组织营养,消除炎性水肿,常用于外伤、关节炎、痛症、面瘫、肌肉无力等。

　　(3)断续波:输出脉冲有节律、时断时续,断时在 1.5 秒内无脉冲电输出,续时是密波连续工作 1.5 秒。该波机体不易产生适应,其动力作用颇强,可使人体产生强震颤感,能提高肌肉组织的兴奋性,对横纹肌有良好的刺激收缩作用,常用于治疗痿证、瘫痪等。

　　2.刺激强度

　　当电流增加到一定强度时,患者有麻刺感,这时的电流强度称为电流感觉阈。若电流强度增加,患者突然产生刺痛感,这时的电流强度称为电流的痛阈。一般情况下,感觉阈和痛阈之间的电流强度是治疗最适宜的刺激强度。

3.刺激时间

通电时间一般 5～20 分钟。针刺麻醉可持续长时间。

(三)操作步骤

(1)先将毫针刺入治疗的有效腧穴,得气。

(2)将电针治疗仪的输出旋钮调到零位。

(3)将电针治疗仪上每对输出的两个电极分别接在两根毫针上,负极接主穴,正极接配穴;也可不分正负极,将两根导线任意接在两根针上。若单穴使用电针时,可将一个输出电极夹在有神经干通过的腧穴上,另一个电极接在浸湿的纱布上,再固定在同侧经络的皮肤上。

(4)打开电源开关,选择适当的频率和波型。

(5)慢慢转动输出旋钮,逐步调高至最适宜刺激强度。不同的病症所需的刺激强度不尽相同,但多数病症可以使患者出现酸、胀、热等感觉,或局部肌肉做节律性收缩为度。如果患者感到刺激渐渐变弱,可适当增加刺激强度或采用间歇通电的方法(暂时断电 1～2 分钟再行通电)。

(6)确定通电时间。

(7)结束时将输出旋钮调到零位,然后关闭电源,取下导线。

(8)疗程:不同疾病的电针治疗疗程也不尽相同,一般每天或隔天 1 次,5～10 次为 1 个疗程,急症患者每天可以电针 2 次。疗程间隔 3～5 天。

(四)适用范围

电针的适用范围和毫针刺法基本相同,可广泛应用于内、外、妇、儿、眼、耳鼻咽喉、骨伤等各科疾病,并可用于针刺麻醉,尤常用于头痛、三叉神经痛、坐骨神经痛、牙痛、痛经、面神经麻痹、多发性神经炎、神经分裂症、癫痫、神经衰弱、视神经萎缩、肩周炎、风湿性关节炎、类风湿关节炎、腰肌劳损、骨质增生、关节扭挫伤、脑血管病后遗症、耳鸣、耳聋、子宫脱垂、遗尿、尿潴留等。

(五)注意事项

(1)电针仪器在使用前须检查其性能是否良好,输出是否正常。如电流输出时断时续,须注意导线接触是否良好,应检修后再用。

(2)电针仪器最大输出电压在 40 V 以上时,最大输出电流应控制在 1 mA以内,防止发生触电。

(3)调节输出电流量时,应逐渐从小到大,切勿突然增强,以防止引起肌肉强烈收缩,患者不能耐受,或造成弯针、断针、晕针等意外。

（4）有心脏病者，避免电流回路通过心脏。近延髓、脊髓部位使用电针时，电流输出量宜小，切勿通电太强，以免发生意外。孕妇亦当慎用电针。

（5）温针灸用过的毫针，针柄表面氧化而不导电；有的毫针柄是用铝丝绕制面成，并经氧化处理镀成金黄色，而氧化铝绝缘不导电。以上两种毫针应将电针仪器输出线夹持在针体上。

（6）关于毫针刺法的有关注意事项，同样适用于电针。

（7）靠近延髓、脊髓等部位使用电针时，电流量宜小，并注意电流的回路不要横跨中枢神经系统，不可刺激过强。禁止电流回路通过心脏，如左右上肢的两个穴位不可连接于同一对电极。

（8）调节电流时，不可突然增强，以防引起肌肉强烈收缩，造成弯针或折针。

（9）心脏附近、颈动脉窦附近区域，及安装心脏起搏器者禁用电针。

七、针刀疗法

针刀是用金属材料做成的在形状上像针又似刀的一种针灸用具，是在古代九针的基础上，结合现代医学外科用手术刀发展形成的。由于其对慢性软组织损伤有较好疗效。针刀疗法是一种介于手术方法和非手术疗法之间的闭合性松解术，是在切开性手术方法的基础上结合针刺方法形成的。

（一）用具

针刀通常由针刀柄、针刀体和针刀刃三部分组成。针刀刃是针刀体前端的楔形平刃，针刀体是针刀刃和针刀柄之间的部分，针刀柄是针刀体尾端的扁平结构。操作时针刀的刀口线与针刀体垂直，针刀柄与针刀刃在同一平面内，因此当针刀刃进入人体后可通过暴露在体外的针刀柄调整针刀刃的方向。现在临床最多用的针刀为一次性针刀，这种针刀的针刀柄由塑料制成，针刀体为不锈钢材质。此外还有多次性针刀，完全由不锈钢制成（图2-23）。

从针刀形态来看，针刀可以看作毫针和手术刀的结合。针刀将两者的优点进行了有机结合，同时又互相弥补了对方的不足（表2-1）。

表 2-1　针刀与毫针和手术刀的比较

比较	毫针	手术刀	针刀
优点	创伤小	能够切开、分离	具有一定切开、分离功能
不足	没有切开、分离功能	创伤大	创伤小

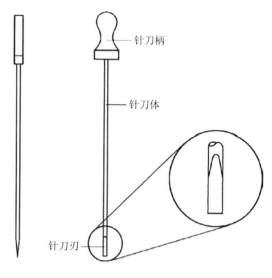

针刀柄

针刀体

针刀刃

图 2-23　常用针刀结构

(二)操作方法

1.体位选择

以医师操作时方便、患者被治疗时自我感觉体位舒适为原则。如在颈部治疗多采用坐位。头部可根据病位选择仰头位或低头位;如在肩部治疗,可采取坐位,也可采取俯卧位或侧身卧位;如在腰背与下肢后面治疗则取俯卧位;如在膝关节前部治疗则取仰卧位等。无论采取何种体位,在治疗时被治疗部位要全部放松,摆正身体各部体位,免得因体位不正影响操作和治疗效果。

2.进针四法

(1)定点:根据患者主诉、体征,认真检查确定病变部位后,参考局部解剖关系,在体表用毫针或紫药水做一个记号。术野消毒,铺上无菌洞巾。

(2)定向:针刀尖部有一个 0.8 mm 宽的刃,进针时容易造成不必要的损伤,为尽量避免损伤,刀口线的方向与病变部位肌肉、韧带的纤维方向一致。若手术部位有较大的神经、血管通过,刀口线要与神经、血管的运行方向一致。若上述两点相互矛盾,如治疗梨状肌损伤时,损伤肌肉的纤维方向与坐骨神经方向垂直,但刀口线仍须与神经循行方向平行来决定针刀进针时的刀口线方向。在选好体位及选好治疗点后局部无菌消毒,先用乙醇消毒,再用碘酒消毒,最后乙醇脱碘。

(3)加压分离:为避开神经、血管,进针时以左手拇指按压肌肤使之成凹陷,横向拨动一下,再向下压使血管、神经被分离在手指两侧,针刀沿拇指甲背进针。若在关节部位或病变处在骨面,左手拇指用力下压可感到坚硬的阻挡物,说明手指已压至骨面。

（4）刺入:将针刀刃贴于左手拇指甲壁,稍用力下压可刺破皮肤。

(三)常用手术方法

1.纵行疏通剥离法

纵行疏通剥离法适用于肌腱、韧带在骨面的附着点处发生粘连出现瘢痕而引起的病痛。在此处松解时,刀口线与肌腱、韧带的纤维方向一致。针体垂直骨面刺入,刀刃接触骨面后,与刀口线方向一致进行疏通(即来回摆动),并可按照粘连、瘢痕的面积大小,分几条线剥,但不可横行(垂直于刀口线方向)铲剥。

2.横行剥离法

当肌肉、韧带损伤后与相邻的骨面发生粘连时,将破坏局部的动态平衡。肌肉、韧带收缩或拉长时会因与骨面的粘连而限制肢体运动。治疗时,刀口线与肌肉、韧带的纤维方向一致,针体垂直骨面刺入。当刀口接触骨面后,针体左右摆动或撬动,将粘连在骨面上的肌肉、韧带从骨面上铲起,针下有松动感时出针。

3.切开剥离法

当几种软组织因为损伤粘连在一起,或因血肿机化后形成包块或软组织变硬形成条索时,针刀治疗时,刀口线与肌肉、韧带方向一致,针体垂直瘢痕部位刺入,针刃达病变处时将瘢痕组织切开。

4.铲磨削平法

在骨的边线、关节周围有骨刺生成,其原因是附着在骨面的软组织损伤后挛缩、牵拉日久而发生的增生现象。故治疗时,应将针刀刀口线与骨刺纵轴垂直,针体垂直骨面刺入,刀刃接触骨面后,把附着在骨刺尖部紧张、挛缩的软组织切断、消除其拉应力,并把骨刺尖部的瘢痕组织铲掉使锐边磨平。

5.瘢痕刮除法

瘢痕如果在腱鞘壁上、骨面上、肌腹上、肌腱上,针刀治疗时,刀口线与治疗部位软组织的纤维方向一致,针体垂直患部平面刺入达瘢痕组织,针刀沿纵轴方向切几刀,然后反复纵向疏剥,刀下有柔韧感时出针。

6.通透剥离法

对范围较大的粘连、板结的病变组织,无法用一两针解决的,可在板结处选取数点进针,把软组织之间的粘连剥开,把与骨面的粘连铲起,软组织之间若有瘢痕,也要切开,使板结处变松软以达到治疗目的。

7.切割肌纤维法

运用在颈、肩、腰、背部位,因部分肌肉纤维过度紧张或痉挛引起的顽固性疼痛、功能障碍如胸锁乳突肌痉挛引起的斜颈。针刀刀口线与肌纤维方向一致,针体垂直病变组织平面,刺达病变部位后,将刀口线调转 90°,切断少量紧张、痉挛的肌纤维而使症状缓解。

(四)适用范围

该疗法操作的特点是在治疗部位刺入深部到病变处进行轻松地切开剥离等不同形式的刺激,以达到止痛祛病的目的。其适应证主要是慢性软组织损伤性病变和骨关节病变。针刀疗法的优点是治疗过程操作简单,不受任何环境和条件的限制,治疗时切口小,不用缝合,对人体组织的损伤也小,且不易引起感染,一般无不良反应,术后无需休息,治疗时间短,疗程少。通过刺激疼痛部位或相应穴位使经络疏通,气血顺畅而达到"通则不痛""住痛移痛"的目的。

1.人体痛点

这些多是因为外伤、病理性损伤引起的软组织粘连、挛缩及瘢痕组织等,针刀松解可消除其疼痛。

2.骨刺

因为骨刺引起的临床症状,通过针刀对骨刺尖部的松解及周围的病变软组织治疗,可以取得较好疗效。

3.神经、血管卡压性疾病

因软组织损伤后出现的挛缩、瘢痕、炎症等压迫、牵拉、刺激神经、血管引起的症状,通过针刀对病变软组织的切割、疏通、剥离,使神经、血管的卡压得以解除而取得疗效。如腕管综合征、桡管综合征等。

4.滑囊炎

滑囊受到急、慢性损伤后,导致滑囊肿胀、发炎,刺激和压迫周围组织而出现症状。针刀切开增厚或发炎的滑囊壁,使淤积在里面的滑液得以疏导,起到消炎、止痛的作用。

5.腱鞘炎

对急、慢性腱鞘炎都有较好的疗效,对狭窄性腱鞘炎的治疗更有独特作用。

6.肌性关节强直

膝关节、肘关节、脊柱后关节,因为各种损伤使周围肌肉、韧带、滑囊、关节囊等软组织挛缩、肥厚、粘连等,影响关节活动。可以通过针刀对病变软组织的松解,配合手法运用,以及夹板固定或持续牵引等方法,使关节恢复正常状态。

7.脊柱区带疾病

因脊柱关节错移,周围软组织损伤引起的一系列脊柱疼痛、功能障碍和相对应的内脏病变。

(五)禁忌证

(1)严重内脏病发作期。

(2)施术部位有感染及肌肉坏死或深部有脓肿者。

(3)施术部位有重要的神经、血管或重要脏器必须避开者。

(4)有出血倾向及凝血功能障碍者,如血友病、血小板减少症。

(5)诊断不明确者。

(6)体质虚弱、高血压病患者,晚期肿瘤患者应慎重。

(7)严重的骨质疏松症患者。

(8)骨结核病患者。

(六)注意事项

(1)熟悉解剖部位:由于针刀疗法是在非直视下进行操作治疗,如果对人体解剖特别是局部解剖不熟悉,手法不当,则容易造成损伤。因此医师必须做到熟悉欲刺激穴位深部的解剖,以提高操作的准确性和提高疗效。

(2)选穴一定要准确:选择阿是穴作为治疗点时,一定要找准痛点的中心进针,进针时保持垂直(非痛点取穴可以灵活选择进针方式)。如偏斜进针易在深部远离病变部位,易损伤非病变组织。

(3)注意无菌操作:特别是做深部治疗重要关节,如膝、肩、肘、颈等部位的关节深处切割时尤当注意。

(4)针刀进针法要熟练:这样可以减轻进针带来的疼痛。在深部进行铲剥、横切、纵剥等剥离操作手法宜轻,不然会加重疼痛,甚或损伤周围的组织。在关节处做纵向切剥时,注意不要损伤或切断韧带、肌腱等。

(5)在进针线剥离的过程中,如患者出现突然触电样感觉时,要稍微退针刀,改变方向进针,切不可就原位进针,更不能迅猛推进以免损伤神经。

(6)出针刀应快,同时用棉球长时间压迫,以防出血。如发现有出血,特别是深部有出血倾向,应用无菌棉球或无菌纱布加压固定防止继续出血。

(7)术后对某些创伤不太重的治疗点可以做局部按压,以促进血液循环。

(8)术后鼓励患者多做局部运动和功能锻炼,以促进局部血液循环和功能恢复,防止术后新的粘连。

(9)对于部分短期疗效很好,1～3个月后或更长一些时间,疼痛复发又恢复原来疾病症状的病例,尤其是负荷较大的部位如膝关节、肩肘关节、腰部关节的患者,应考虑下述因素:患者的生活习惯、走路姿势、工作姿势等造成复发;手术解除了局部粘连,但新创面又形成新的粘连而再度影响功能;疾病部位无粘连,但术后创面因缺乏局部运动而造成粘连;局部再次遭受风、寒、湿邪的侵袭所致。因此,患者的生活起居尤当特别注意。

八、穴位注射疗法

穴位注射疗法是将经络学说与药物治疗作用相结合而产生的一种新型疗法。根据所患疾病,按照穴位的治疗作用和药物的药理性能,选用相应的穴位和药物,并将药液注入穴位内,以充分发挥经穴和药物对疾病的综合效能,从而达到治愈疾病的目的。具有适应证广、疗效显著、节省药物、操作简便等优点。

(一)用具

穴位注射针具多使用一次性注射器。根据药物剂量大小及针刺深浅,选用不同规格的注射器和针头,一般可使用 1 mL、2 mL、5 mL 注射器。对于肌肉肥丰部位可使用 10 mL 注射器。针头宜选用 5～7 号注射针头、牙科用 5 号长针头等。

(二)注射常用药物

穴位注射疗法的常用药液有 3 类。

(1)中药制剂:复方当归注射液、丹参注射液、川芎嗪注射液、银黄注射液、鱼腥草注射液、柴胡注射液等。

(2)维生素制剂:维生素 B_1 注射液,维生素 B_6 注射液、维生素 B_{12} 注射液、维生素 C 注射液等。

(3)其他常用药物:5%～10%葡萄糖、生理盐水、注射用水、腺苷三磷酸、辅酶 A、神经生长因子等。

(三)持针方式

将注射器内空气排尽,右手持注射器,针头斜面向上,依据穴位所在的部位、注射器的规格等选择不同的持针方式、进针方式及进针角度。

(1)执笔式:如手持钢笔的姿势,用拇指和示指在注射器前夹持,以中指在后顶托扶。适用于各种注射器的操作。

(2)三指握式:以拇指在内,示指、中指在外的方法握持注射器。主要适用于进针及进针后的提插操作。

（3）掌握式：用拇指、中指、无名指握住注射器，将示指前伸抵按针头，小鱼际抵住活塞。主要适用于斜刺或平刺，如背俞穴的进针可采用掌握式。

（4）五指握持式：以拇指和其他四指对掌握持注器。适用于短小或粗径注射器的操作。

(四)操作方法

术者用前臂带动腕部的力量，将针头刺入患者穴位处皮肤。进针后要通过针头获得各种不同针下感觉，观察患者的反应，细心分辨出针头在不同组织中的进程情况，便于调整进针的方向、角度。

1.选穴处方

根据针灸治疗的选穴原则辨证选穴，亦可选取阳性反应点。若软组织损伤，可选取最明显的压痛点。一般每次选取 2～4 穴。

2.药物剂量

穴位注射剂量应参考药品使用说明书的用量。穴位注射用药总量不得超出该药一次的常规肌肉注射用量，具体用量因注入的部位和药物的种类而异。在一次性注射中各部位的每穴注射量宜控制在：耳穴 0.1～0.2 mL，头面部位 0.1～0.5 mL，胸背及四肢部穴位 1～2 mL，腰臀部穴位 2～5 mL。

3.各种针下感觉与操作

(1)患者感觉：麻木、触电及放射感，表示刺中神经。此时，术者应退针少许，改变针刺角度，令患者麻木、触电感消失。

(2)术者感觉：①弹性阻抗感表示刺中肌鞘、筋膜层。②硬性阻力感表示刺中骨膜。③落空感表示针尖通过组织进入某种空隙或腔隙。在危险区域注射时，该感觉往往提示下面可能有重要的脏器。一般来说，可先退针少许(但不要立即出针)，此时，脏壁组织可自行回缩，稍待半分钟再缓慢出针。④致密感表示刺中韧带。⑤突破感表示针尖穿过筋膜、韧带、囊壁或病灶部位。此处上下往往是推注药物治疗的重点部位。⑥搏动感表示针尖位于大动脉近旁，当回抽有血时表明刺中血管，应退针调整，切勿立刻推注药液。

(3)调整得气：针头刺入穴位后细心体察是否得气，即患者是否出现酸胀的感觉，或术者手下是否有沉紧感。针尖达到所定深度后若得气感尚不明显，可将针退至浅层，调整针刺方向再次深入，或缓慢、小幅度地施行提插手法，直至患者出现酸胀的得气反应。

(4)注入药物：患者产生得气感后，术者右手持注射器并固定深度，左手抽动活塞,如无回血则缓慢注入药液;如有回血则不可注入药液,应立即出针,用无菌棉签或无菌棉球压迫针孔 0.5～2 分钟,更换注射器及药液后进行再次注射。

4.具体注射方法

常用的有以下 3 种。

(1)柔和慢注法:将针刺入穴位深部或病灶反应部位,待得气后缓慢柔和地推进药液。一般推注 1 mL 药液为 0.5～1 分钟。对于怕针、易晕针的患者,或首次接受穴位注射的患者,或应用刺激性较强的药物时可采用此注射方法。

(2)分层注药法:将针刺入穴位深部或病灶反应部位,待得气后推注入大部分药液,然后退针少许,将剩余的药液推入,以扩大药物的渗透作用层面。在针灸学中,依据针刺的深浅程度可将穴位分为天、人、地 3 个层次。天部为浅层,一般指皮肤及皮下组织层;地部为深层,一般是肌肉深部;人部则位于天部与地部之间(图 2-24)。此方法一般用于皮肉较丰厚的穴位(如环跳、大肠俞等)或痛点,且患者痛感广而深。首先在地部推注大部分药液(药量的 2/3～3/4),然后退针至人部或天部,注入剩余药液。

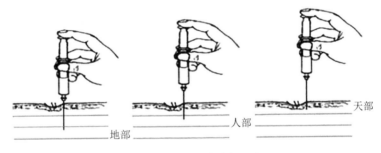

图 2-24　针刺深度分部示意

(3)退针匀注法:针刺到穴位一定的深度或病灶部位,在得气后推注一定量的药液,然后在匀速缓慢退针的同时,均匀地推注药液直至浅部。退针与推药要同步协调,行走成一条直线,保持平稳;推药要有连贯性,不可时断时续。

5.出针

根据针刺的深浅选择不同的出针方式:①浅刺的穴位出针时用左手持无菌棉签或无菌棉球压于穴位旁,右手快速拔针而出。②深刺的穴位出针时先将针退至浅层,稍待后缓缓退出。③针下沉紧或滞针时,不应用力猛拔,宜先轻轻拍打注射点外周以宣散气血,待针下感觉轻滑后方可出针。出针后如发现针孔溢液或出血,可用无菌棉球或无菌棉签压迫 0.5～2 分钟。最后整理用物,嘱患者保持舒适的体位休息 5～10 分钟,以便观察是否出现不良反应。

6.穴位注射的间隔时间

对于同一组穴位,两次注射宜间隔1～3天;穴位注射两个疗程间宜相隔5～7天。穴位注射疗法1个疗程的治疗次数取决于疾病的性质及特点,以3～10次为宜。

(五)适用范围

穴位注射疗法的适用范围非常广泛,凡是针灸适应证大部分可以应用本法治疗。临床上可应用于运动系统疾病,如肩周炎、颈椎病、腰椎病、腰肌劳损、骨质增生等;神经系统疾病,如三叉神经痛、面神经麻痹、坐骨神经痛、多发性神经炎等;消化系统疾病,如腹泻、痢疾等;呼吸系统疾病,如支气管炎、支气管哮喘、肺结核等;心血管疾病,如高血压病、心绞痛、风湿性心脏病等;皮肤病,如荨麻疹、痤疮、神经性皮炎等。

(六)注意事项

(1)治疗前应对患者说明治疗的特点和治疗时会出现的正常反应。

(2)药物应在有效期内使用。注意药物的性能、药理作用、剂量,以及药物禁忌、不良反应和变态反应。注射操作应在药敏试验结束并合格的前提下进行。

(3)回抽针芯见血或积液时应立即出针,用无菌棉球或无菌棉签压迫针孔0.5～2分钟。更换注射器及药液后进行再次注射。

(4)初次治疗及年老体弱者注射点不应过多,药量亦应酌情减少。酒后、饭后以及强体力劳动后不应行穴位注射。体质过分虚弱或有晕针史的患者不应行穴位注射。孕妇的下腹、腰骶部不应行穴位注射。

(5)耳穴注射应选用易于吸收、无刺激的药物。注射不应过深,以免注入骨膜内。眼区穴位要注意进针角度和深度,不应做提插捻转。胸背部穴位注射时应平刺进针,针尖斜向脊柱。下腹部穴位注射前应先令患者排尿,以免刺伤膀胱。

(6)掌握进针方法,长期注射的患者应交替更换注射部位。根据药液的量、黏稠度和刺激的强度及穴位所在部位选择合适的针头。应该尽量避免在硬结、瘢痕、发炎、皮肤病、瘀血及水肿等处注射。

九、穴位埋线疗法

穴位埋线疗法是指将羊肠线或其他可吸收的线体,在经络理论的指导下,对穴位进行植入,利用线体对穴位产生的持续刺激作用,达到疏通经络气血、平衡阴阳以防治疾病的一种疗法。该方法操作简单、作用持久、适应证广,适合于临床各个系统的疾病。

(一)埋线用品

皮肤消毒用品(碘伏或 75％的乙醇)、镊子、埋线(羊肠线或各种可吸收的生物蛋白线)、套管针或埋线针、无菌纱布或敷料(创可贴)、无菌手套、无菌棉签或棉球。

套管针是内有针芯的管型埋线针具,由针管、衬芯、针座、衬芯座、保护套组成,针尖锋利,斜面刃口好。现有针线一体的一次性无菌埋线针,不需要穿线,使用更为方便。

(二)埋线方法

局部穴位消毒后,取一段适当长度的无菌可吸收羊肠线(或生物蛋白线等)放入套管针的前端,后接针芯,用左手拇指、示指固定穴位,右手持针快速透皮刺入穴位,缓慢推进到适合深度,适当行针,出现针感,边推针芯边退针,将线埋置于穴位的肌肉层或者皮下组织中。最后缓慢出针,用棉签或棉球按压针孔,可贴压无菌纱布或创可贴。注意线头不可暴露于皮肤外。

(三)选穴与疗程

根据针灸选穴原则,取穴宜少而精,每次埋线 1～3 个穴位,以背、腹、腰部等肌肉比较丰厚的穴位为宜。若个别病症需要,按照埋线针粗细的不同和线体的材料不同,结合患者的耐受性,可选择稍多穴位。一般 10 天埋线一次,3～5 次为 1 个疗程。

(四)术后反应

1.正常反应

由于局部异物刺激,在埋线后前几天内可出现红、肿、痛、热等无菌性炎症反应。少数病例反应较重的,可出现切口处少量渗出液,属正常现象,一般不需处理。若渗液较多凸出于皮肤表面时,可用 75％乙醇棉球擦去,覆盖消毒纱布。施术后患肢局部温度也会升高,可持续 3～7 天。少数患者可有全身反应,即埋线后 1～3 天内体温上升,一般为 38 ℃,局部无感染现象,持续 2～4 天后体温恢复正常。埋线后还可有白细胞总数及中性多形核细胞计数的增高现象,应注意观察。

2.不良反应

若治疗操作时没有严格无菌操作,可出现局部感染。一般治疗后 3～4 天出现埋线局部红肿,疼痛较剧烈,并伴有发热,应给予抗感染处理。个别患者对线体过敏,出现局部红肿、瘙痒,出现脂肪液化等,应给予抗过敏处理。埋线过程出现神经损伤的,应及时抽出线体,给予相应处理。

(五)适用范围

穴位埋线疗法适应证较广,常用于治疗慢性病症,如哮喘、慢性咳嗽、萎缩性胃炎、腹泻、便秘、眩晕、癫痫、月经不调、痛经、阳痿、神经性皮炎、颈椎病、腰椎间盘突出症、肩周炎等,也适合于单纯性肥胖、痤疮、黄褐斑等美容方面的治疗。

(六)注意事项

(1)埋线过程保持无菌操作,埋线后体表保持干燥清洁避免感染。埋线疗法所采用的针具及线体可用一次性的医疗产品,或者必须消毒干净,保证一人一针安全卫生。

(2)埋线后不影响正常的活动,埋线局部 6～8 小时内不能沾水。

(3)埋线局部出现微肿、胀痛或青紫现象是个体差异的正常反应,是由于局部血液循环较慢,对线体的吸收过程相对延长所致,一般 7～10 天即能缓解。

(4)体型偏瘦者或局部脂肪较薄的部位,因其穴位浅,埋线后可能出现小硬节,不影响疗效,但吸收较慢,一般 1～3 个月可吸收完全。

(5)同一个穴位多次治疗时,应观察线体吸收情况,下次治疗时偏离前次治疗部位。

(6)月经期、妊娠期等特殊生理时期尽量不埋线,皮肤局部有感染或有溃疡时不宜埋线,肺结核活动期、骨结核、严重心脏病、瘢痕体质及有出血倾向者等均不宜埋线。

第二节 灸 法 技 术

灸法技术是相对于针刺更加简便且易于操作的保健和治疗方法。

一、艾灸用具

(一)艾炷

以艾绒施灸时,所燃烧的圆锥形艾绒团称为艾炷。每燃尽一个艾炷,称为一壮。

艾炷规格:①小炷,重 0.5 g,相当于中炷的一半,如麦粒大小,常置于穴位或病变部位烧灼,以做直接灸用。②中炷,重 1 g,炷高 1 cm,炷底直径约 1 cm,可燃烧 3~5 分钟,常做间接灸用。③大炷,重 2 g,相当于中炷的一倍,常做间接灸用。艾炷无论大小,直径与炷高大致相等。

(二)艾条

艾条又称艾卷,指用艾绒卷成的圆柱形长条,一般长 20 cm,直径 1.5 cm。根据夹含药物分纯艾条(清艾条)和药艾条两种。

(1)纯艾条:制好的陈久艾绒 24 g,平铺在 26 cm 长、20 cm 宽,质地柔软疏松而又坚韧的桑皮纸上,将其卷成直径约 1.5 cm 的圆柱形艾条,以紧为佳。

(2)药艾条:包括普通药艾条、太乙针、雷火针 3 种。

普通药艾条:取肉桂、干姜、木香、独活、细辛、白芷、雄黄、苍术、没药、乳香、川椒各等份,研成细末,将药末混入艾绒中,每支艾条加药末 6 g,制法同纯艾条。

太乙针:硫黄 6 g,麝香、乳香、没药、松香、桂枝、杜仲、枳壳、皂角、细辛、川芎、独活、穿山甲、雄黄、白芷、全蝎各 3 g,研成细末,和匀。取桑皮纸一张,约 30 cm×30 cm,摊平,先取艾绒 24 g 平铺于纸上,再取药末 6 g,均匀掺于艾绒中,搓捻卷紧如爆竹状,以紧为佳,外用鸡蛋清涂抹,再用桑皮纸一张,两头留空纸 3 cm 左右,捻紧即成。阴干待用,勿令泄气。

雷火神针:沉香、木香、乳香、茵陈、羌活、干姜、穿山甲各 15 g,研为细末,过筛后,加入麝香少许。取桑皮纸一张约 30 cm×30 cm,摊平,先取艾绒 40 g 平铺于纸上,再取药末 10 g 均匀掺于艾绒中,再搓捻卷紧成爆竹状,糊上桑皮纸一张,两头留空纸 3 cm 左右,捻紧即成。阴干待用,勿令泄气。

二、其他灸材

临床上,除用艾作为施灸材料外,还可用灯心草、黄蜡、桑枝、硫黄、桃枝、药锭、药捻等作为灸材。

(一)灯心草

灯心草,别名灯心、灯草,为灯心草科植物灯心草的茎髓,各地均有分布。性味甘、淡,微寒,入心、小肠经,清心、利尿。因其可用以点油灯而得名,为灯火灸之材料。用灯心草蘸取植物油后,迅速烧灼耳穴、腧穴或病变部位,以治疗疾病。

(二)黄蜡

黄蜡即蜂蜡之黄色者,又名黄占,为蜜蜂科昆虫中华蜜蜂等分泌的蜡质,经精制而成,性味甘、淡、平,收涩、生肌、止痛、解毒,为黄蜡灸之材料。

(三)桑枝

桑枝别名桑条,为桑科植物桑的嫩枝,性味苦,平,入肝经,祛风湿、通经络、利小便、降血压,为桑枝灸之材料。

(四)硫黄

硫黄为天然硫黄矿或含硫矿物的提炼品,性味温、酸。将本品放于疮面上点燃以灸疥癣、顽癣及阴疽肿毒等,即为硫黄灸。

(五)桃枝

桃枝为蔷薇科植物桃或山桃的嫩枝,味苦,取桃枝削为木针,待干后用,用棉质三层垫于患处,将桃枝针点燃后吹灭,即称桃枝灸,又称为神针火。乘热针于患处可治心腹冷痛、风寒湿痹、附骨阴疽等。

(六)药锭

药锭以多种药物研末和硫黄熔化在一起,制成药锭(药片),作为施灸的材料。

(七)药捻

牛黄、雄黄、乳香、没药、丁香、麝香、火硝各等份研末,用棉纸裹药末捻成药捻,剪二三分长,粘贴于体表点燃,用治风痹、瘰疬(患处灸),以及水胀、膈气、胃痛(按穴灸)等。

三、灸法的分类

应用灸法治疗疾病,有悠久的历史。最初是单纯的艾灸,以后衍化出多种灸法,临床一般分为艾灸和非艾灸两大类。艾灸类如艾炷灸、艾条灸、温针灸、温灸器灸等,临床上以艾炷灸和艾条灸最为常用,是灸法的主体部分。在使用艾炷灸时,根据艾炷是否直接接触皮肤又分为直接灸和间接灸两种。非艾灸类如灯火灸、药物灸(天灸)、电热灸等,临床亦较常用。灸法分类见图2-25。

(一)艾炷灸

将艾炷放在穴位上施灸,称艾炷灸。艾炷灸可分为直接灸和间接灸两种。

1.直接灸

将艾炷直接放置在施灸部位皮肤上烧灼的方法,又称着肤灸、明灸。根据灸后有无烧伤化脓,又分为化脓灸(瘢痕灸)和非化脓灸(非瘢痕灸)。

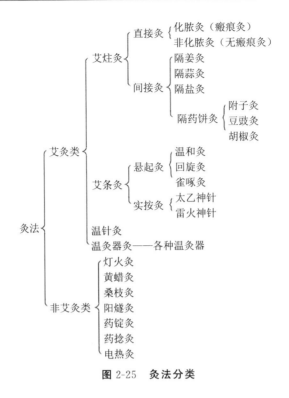

图 2-25　灸法分类

（1）化脓灸（瘢痕灸）是将适宜大小的艾炷直接放置在腧穴上施灸，使局部组织烧伤后产生无菌性化脓现象（灸疮）的灸法。该化脓灸法灼伤较重，可使局部皮肤溃破、化脓，并留有永久瘢痕，故又称化脓灸、瘢痕灸。本法古代盛行，现代多用于治疗哮喘、慢性胃肠病和预防中风等，疗效显著。施灸时在腧穴皮肤上涂少许大蒜汁，立即将艾炷（一般用中艾炷或大艾炷）粘在腧穴上，并用线香点燃。待艾炷自然燃尽，用镊子除去艾灰，另换 1 炷依法再灸。每换 1 炷需涂蒜汁 1 次。如此反复，灸满规定的壮数，一般每穴灸 5～9 壮。施灸处可指压或拍打穴位两旁以减轻患者烧灼疼痛。灸后若出现无菌性化脓，为灸疮，灸疮结痂后脱落，留有永久性瘢痕。本法须注意体位平直舒适，灸后不可马上饮茶，恐解火气，灸后应注意休息，避免过度劳累；多食富于蛋白质的食物，忌食生冷；注意局部清洁，以防感染。临床应用：①慢性腹泻取天枢、水分、关元、气海、脾俞、命门、肾俞穴，每次 1 穴，每穴灸 5～7 壮。②哮喘取定喘、肺俞、丰隆穴，分为两组交替灸，每穴灸 7 壮。

（2）麦粒灸是采用麦粒大的艾炷放在穴位上施灸。其方法是，先在穴位上涂些凡士林，将小艾炷黏附于皮肤上，点燃艾炷，待患者感到皮肤稍微灼痛时，立即将艾火压灭。也可再继续灸 3～5 秒，此时施灸部位皮肤可出现一块比艾炷略大一点的红晕，且有汗出，隔 1～2 小时后，就会发泡，不需挑破，任其自然吸收。如水泡较大,可用消过毒的毫针点刺数孔,放出液体,局部涂些碘伏药水即可。一般短期内局部皮肤留有色素沉着,不会遗留瘢痕。此法临床上适用于哮喘、瘰疬、皮肤疣、眩晕、肺结核等疾病的治疗。

(3)非化脓灸(非瘢痕灸)是以达到温熨为主,使腧穴部皮肤发生红晕或轻微烫伤,灸后不化脓,不留瘢痕。施灸时先将施灸部位涂以少量凡士林,然后将小艾炷放在穴位上,并将其点燃,不等艾火烧到皮肤,当患者感到灼痛时,即用镊子将艾炷移去或压灭,更换艾炷再灸,灸满规定壮数为止,以局部皮肤出现轻度红晕为度,一般每穴灸3~7壮。如小儿发育不良:大椎、十七椎,灸至局部红晕温热而无疼痛灼伤为度,一般可灸3~7壮,每天1次,10次1个疗程。气血两虚:气海、足三里,一般可灸3~7壮,每天1次,10次1个疗程。

2.间接灸

间接灸是相对于直接灸而言的,即艾炷不直接与皮肤接触,在艾炷与皮肤之间隔垫上某种药物施灸的一种方法(图2-26),故又称隔物灸、间隔灸。其具有艾灸与药物的双重作用,加上本法火力温和,患者易于接受。间接灸法,种类很多,广泛应用于内、外、妇、儿、五官科疾病。各种间接灸的名称是以相应的药物来命名的,如隔以生姜者,称隔姜灸。临床常用的间接灸有以下几种。

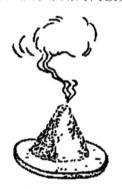

图 2-26　间接灸

(1)隔姜灸:取新鲜生姜一块,切成厚约0.2~0.3 cm的姜片,厚薄要均匀,姜片大小可以根据施灸部位及所用艾炷大小而定,中间以针穿刺数孔,上置艾炷放在应灸的部位,然后点燃施灸,当患者感到灼热时,可将姜片稍稍上提,然后重新放下,反复进行,或在姜片下衬一薄层干棉花,放下再灸。一般每次每穴施灸3~5壮至局部皮肤潮红湿润为度。此法适用于一切虚寒性病症,如呕吐、腹痛、泄泻、遗精、阳痿、早泄、不孕、痛经、面瘫和风寒湿痹等。

(2)隔蒜灸:用鲜大蒜头切成0.2~0.3 cm的薄片,厚薄均匀,中间用针穿刺数孔,上置艾炷放在穴位或患处,然后点燃施灸,每灸4~5壮,更换蒜片,每穴每次灸5~7壮。也可取适量大蒜,捣如泥状,敷于穴位或患处,上置艾炷点燃施灸。因大蒜汁对皮肤有刺激性,灸后容易起泡,应注意保护灸面。此法多用于治疗颈淋巴结核、肺结核、未溃疮疡、虫蛰蛇咬等症。

(3)隔盐灸:又称神阙灸,只适用于脐部。用纯净干燥的细盐填平脐孔,再放上姜片和艾炷施灸。如不用姜片,将艾炷直接放在食盐上灸,则食盐受火容易爆起,造成烫伤,应予注意。临床一般施灸5~9壮,适用于急性腹痛、吐泻、痢疾、疝痛、小便不利等。本法具有回阳、救逆、固脱之功,又可用于四肢厥冷、虚脱之证,但必须用大艾炷连续施灸,不计壮数,直至体温回升、症状改善为度。

(4)隔附子灸:取熟附子用水浸透后,切片厚0.3~0.5 cm,中间用针穿刺数孔,上置艾炷放在穴位上施灸。也可将附子研粉,以黄酒调和做饼,直径约3 cm、厚约0.8 cm,中间以针穿刺数孔,放在穴位处,上加艾炷施灸,饼干更换,直至皮肤出现红晕为度。本法适宜于治疗各种阳虚病症,如阳痿、早泄、遗精、宫寒不孕以及久溃不敛的疮疡等。

(5)隔豆豉饼灸:用淡豆豉粉以黄酒调和,做成疮口大的饼,厚约0.4~0.6 cm,用粗针穿孔数个,置于疮面上,放上艾炷灸之,勿使皮破,以患者有温热舒适感为度,每天可灸2~3次。本法对痈疽发背、顽疮、恶疮肿硬不溃,或溃后久不收口、疮面黑暗等症最为有效,可促使疮口愈合。

(6)隔胡椒饼灸:以白胡椒粉加适量白面粉,用水调和,做成厚约0.3~0.5 cm、直径2~3 cm的圆饼,中间按成凹窝,内置适量药末(如丁香、麝香、肉桂等),把凹窝填平,上置艾炷施灸。每次5~7壮,以患者感到温热舒适为度。本法用于治疗胃寒呕吐、腹痛泄泻、风寒湿痹、局部麻木不仁等症。

(二)艾条灸

艾条灸是将艾条一端燃着后,在穴位或患处施灸的一种治疗方法。有悬起灸和实按灸两种。

1.悬起灸

悬起灸是将点燃的艾条悬于施灸部位之上的一种灸法。一般艾火距皮肤2~3 cm,灸10~15分钟,以灸至皮肤温热红晕而又不烧伤皮肤为度。悬起灸的操作方法又分为温和灸、回旋灸和雀啄灸。

(1)温和灸:将艾条燃着的一端,靠近应灸的穴位或患处进行熏烤,约距离皮肤2~3 cm(图2-27),使患者局部有温热舒适感觉而不灼痛为宜。一般每穴灸10~15分钟,或更长一些时间,至皮肤红晕湿润为度。对于局部知觉减退或小儿,医师可将示、中两指置于施灸部位两侧,这样可以通过医师手指的感觉来测知患者局部受热程度,以便随时调节施灸距离,掌握施灸时间,防止烫伤。本法适用于灸治各种病症。

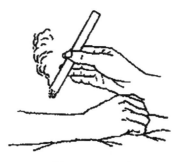

图 2-27　温和灸

(2)雀啄灸:艾条置于施灸部位上方约 3 cm,施灸时,艾卷点燃的一端与施灸部位的皮肤并不固定,而是像雀啄食一样,一上一下地移动(图 2-28)。一般每穴施灸 5 分钟。此法热感较强,应注意防止烧伤皮肤。雀啄灸适用于治疗昏厥急救、小儿疾病、胎位不正、无乳等。

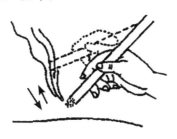

图 2-28　雀啄灸

(3)回旋灸:施灸时,艾卷点燃的一端与施灸皮肤保持一定的距离,均匀地向左右方向移动或反复回旋地进行灸治,使皮肤有温热感而不致灼痛,一般每穴灸 10～15 分钟,移动范围在 3 cm 左右。回旋灸适用于风寒湿痹及偏瘫的治疗(图 2-29)。

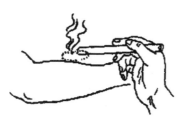

图 2-29　回旋灸

2.实按灸

选定施灸穴位,用特制的药艾条(或用太乙神针,或用雷火神针等)点燃一端。一种方法是在所灸穴位上,覆盖10层棉纸或5～7层棉布,再将艾火隔着纸或棉布,紧按在穴位上,停留1～2秒即提起,稍停再按,若艾火熄灭可重新点燃,如此反复施灸(图2-30)。最好点燃两支艾条,交替按压,使药气温热透入深部。每穴按灸10次左右。另一种方法是将艾条点燃的一端,以7层棉布包裹,紧按在穴位上,如患者感觉太烫,可将艾条略微提起,等热减再按灸,如此反复施术。如火熄、冷却,则重新点燃灸之。每穴可按灸5～7次,垫物将烧成焦黄,而不能使之燃着起火,反复数次之后,穴位皮肤上即出现大面积的温热和红晕现象,热力深入,久久不消。此法优点是灸得快、省时间、面积大。临床上适用于病位较深的风寒湿痹、痿证及腹痛、泄泻等疾病。

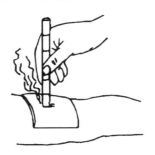

图 2-30　实按灸

(三)温针灸

温针灸又称烧针尾、传热灸、针上加灸,是针刺与艾灸相结合的一种方法。适用于既需要针刺留针,又需施灸的疾病。其操作方法是,将针刺入穴位得气后,给予适当补泻手法,然后留针在适当的深度,再取约2 cm长艾条一段,套在针柄上,或在针柄上裹捏如枣大的纯净细软的艾绒团,距离皮肤2～3 cm,从艾条或艾团的下端点燃施灸(图2-31),使热力通过针身传入体内,达到治疗目的。

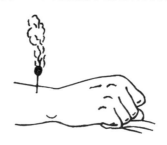

图 2-31　温针灸

温针灸具有针刺和艾灸的双重作用,一般针刺和艾灸的共同适应证均可运用,如腰、关节、肢体冷痛、胃脘冷痛、闭经、痛经等。要注意的是,针刺留针要有一定的深度。针柄套上艾条或捏上艾团后毫针不能倒卧;施灸过程中,嘱咐患者不要变动体位,防止燃着的艾绒落下烧伤皮肤或衣物;艾条或艾团应从下端点燃,易于温热向下传导。如毫针太热,可随时调整针刺的深度。为防止烫伤,也可用适当大小的厚纸片剪开一条缝套于针体,覆盖在穴位皮肤上,以防艾火掉落烫伤皮肤,起到保护作用。

(四)其他灸法

1.灯火灸

灯火灸又称灯草灸、神灯照,民间叫打灯火。灯火灸是用灯心草蘸油点燃后,在穴位或患处快速灸灼的方法。是民间沿用已久的简便疗法。

操作方法分三个步骤。

(1)点穴:根据疾病选定穴位后,用有色水笔作一记号标点穴位。

(2)燃火:取 3～4 cm 长的灯心草,将一端浸入油(麻油、花生油均可)中约1 cm,点火前用软棉纸吸去灯草上的浮油,防止油过多,点燃后滴下烫伤皮肤或烧坏衣物,施术者用右手拇、示两指捏住灯心草上 1/3 处,即可点火,火焰不要燃之过大。

(3)爆淬:将燃火一端慢慢向穴位处移动,并稍停瞬间,待火焰略一变大,则立即垂直接触穴位标志点。勿触之太重或离穴较远,要做到燃火之端似触及而又非接触皮肤,随即发出"啪、啪"清脆的爆淬声,迅速离开,火亦随之熄灭。如无此响声,应重复一次。灸后皮肤稍有微黄,偶尔也可起小水泡,为恰到好处。如果水泡破裂,可涂些碘伏药水,预防感染。灯火灸主要适用于小儿急性病症,如腮腺炎、咽喉炎、吐泻、麻疹等。

2.天灸

天灸亦名自灸、敷灸。天灸种类很多,下面介绍几种临床常用的方法。

(1)蒜泥灸:取 3～5 g 大蒜泥涂敷于穴位上,敷灸时间为 1～3 小时,以局部皮肤发痒变红或起泡为度。如敷灸涌泉治疗咯血、衄血,敷灸合谷穴治疗扁桃体炎,敷灸鱼际穴治疗咽喉炎等。

(2)白芥子灸:将白芥子粉用醋调成糊膏状,取 5～10 g 贴敷于穴位上,油纸覆盖,胶布固定,或将白芥子粉 1 g,放置在直径 5 cm 的圆形胶布中央,直接贴敷在穴位上。敷灸时间为 2～4 小时。以局部充血潮红,或皮肤起泡为度。该法主治寒湿疼痛、肺结核、哮喘、面神经炎等病症。

（3）斑蝥灸：先取胶布一块，中间剪一小孔如黄豆大，贴在施灸穴位上以暴露穴位并保护周围皮肤，然后将斑蝥粉少许置于孔中，上面再贴胶布固定。以局部发痒变红起泡为度，去除胶布与药粉。也可用适量斑蝥粉，以甘油调和外敷；或将斑蝥浸于醋中，或95%乙醇中10天后，用浸泡液擦抹患处。该法可主治牛皮癣、神经性皮炎、关节疼痛、黄疸、胃病等。本品对皮肤有强烈的刺激作用，故孕妇及年老体弱、肾病者禁用。

此外，甘遂粉贴敷中极穴治疗尿潴留，马钱子粉敷贴地仓、颊车穴治疗面神经麻痹，吴茱萸粉醋调敷贴涌泉穴治疗高血压、口腔溃疡、小儿水肿等，葱白捣烂敷贴患处治疗急性乳腺炎，五倍子、何首乌各等分研末醋调成膏状，每晚睡前敷于脐中，次日清晨取下，治疗小儿遗尿症等，皆为民间常用的天灸疗法。

3.黄蜡灸

将黄蜡烤热，用以施灸的方法。其方法是先以湿面粉沿着肿根围成一圈，高约3 cm，圈外围布数层。圈内铺蜡屑10～13 cm厚，随后以铜勺盛炭火在蜡上烘烤，使受热熔化。蜡冷凝结后，再添蜡屑烘灸，以添到周围满为度。此法有拔毒消肿的作用。此外，关节痛等症亦可应用本法。

4.药锭灸

取阳燧锭处方，各研细末后和匀。硫黄45 g置铜勺内用微火炖化，加入以上药末搅匀，离火后再入麝香0.6 g，冰片0.3 g搅匀。立即倾入湿瓷盘内速荡转成片，待冷却后收入罐内备用。灸时，将直径2 cm的圆形薄纸片铺于灸穴上，取药锭一小块如瓜子大，置于纸片中央，用火点燃药锭，燃至将尽时用纱布将火压熄即可。每穴可灸1～3壮。灸后皮肤起水泡，可用消毒针挑破，涂上龙胆紫，保护疮面。本法用于治疗痈疽、瘰疬及风湿痹证，多于局部施灸。

5.药捻灸

取紫棉纸裹药末，搓捻成紧实的条状，如官香粗细。施灸时，剪取0.5～1.0 cm长一段，以凡士林粘于皮肤上，点燃施灸。本法用于治疗风痹、瘰疬、水胀、膈气、胃气等病症。

6.药线灸

以拇、示指持线的一端，露出0.5～1.0 cm长的线头，将露出的线头在酒精灯上点燃，吹灭火焰，线头留有星火，将星火对准穴位或患处点灸，同时拇指把星火压在穴位上，火灭即起。一般每穴位灸1次。患处也可点灸呈莲花形、梅花形。本法用于外感、风湿痹证、肩周炎、高血压、面瘫、肢体瘫痪、脑炎后遗症等疾病。

7.药笔灸

将药笔下端点燃,左手将药纸紧铺在穴位皮肤上并固定,右手呈执笔式持药笔,将灸火隔纸对准穴位像雀啄样进行点灼4~5次。患者局部有虫咬样轻微疼痛。手法轻重宜适中,太轻则效果不佳,过重易将药纸烧穿造成烫伤。灸后立即于局部擦涂少许薄荷油或特制的冰片蟾酥油,以防止起泡及避免出现褐色瘢痕。

四、治疗作用和适应证

(一)治疗作用

1.温经通络,祛湿散寒

由于艾叶的药性温热,艾火的热力能深达肌层,温经行气,因此,灸法具有很好的温经通络、祛湿散寒的作用,临床用于治疗寒凝血滞、经络痹阻引起的各种病症,如风寒湿痹、痛经、闭经、胃脘痛、腹痛、泄泻、痢疾、乳汁不足等。

2.升阳举陷,回阳固脱

用于治疗中气不足、阳气下陷的久泄、久痢、遗尿、遗精、阳痿、崩漏、带下、脱肛以及内脏下垂等症,还可用于元阳虚脱所致的大汗淋漓、四肢厥冷、脉微欲绝等。

3.消瘀散结,拔毒泄热

用于治疗外科疮疡初起,以及颈淋巴结核之症,如乳痈初起、痈肿未化脓者、疮疡久溃不愈、寒性疖肿等。

4.防病保健,强身延年

灸法可预防流感。常灸命门、关元、气海、中脘、足三里等穴,可以强身保健,增强机体的抗病能力。

(二)灸法的适用证

灸法具有广泛的适应证,内、外、妇、儿等各科都有其主治病症。根据灸法的特点,其适应证以虚证、寒证和阴证为主,适用于慢性久病以及阳气不足之证。

(1)治疗寒凝血滞、经络痹阻引起的风寒湿痹、痛经、经闭、寒疝、腹痛,外感风寒表证,中焦虚寒呕吐、泄泻等。

(2)治疗脾肾阳虚之久泄、久痢、遗尿、遗精、阳痿、早泄,阳气虚脱而出现的大汗淋漓、四肢厥冷、脉微欲绝的虚脱证,中气不足、气虚下陷之内脏脱垂、阴挺、脱肛、崩漏日久不愈等。

(3)治疗外科疾病,如疮疡初起、疖肿未化脓者,瘰疬及疮疡溃久不愈,有促进愈合之功效。

(4)治疗肺结核、疬腮、喉痹、鼻衄等热证,发挥消瘀散结、拔毒泄热的作用。

五、注意事项

(1)根据体质和病情选用合适的灸法,耐心解释,以取得患者的合作。如选用化脓灸时,一定要征得患者同意。

(2)施灸前根据病情选穴位,施灸时体位要平正舒适,且能持久固定,也需便于操作。

(3)艾炷灸的施灸量常以艾炷大小和灸壮的多少为标准,而临床上实际需要量应以患者的病情、年龄、体质以及施灸的部位来衡量掌握。

(4)灸治应用广泛,虽可益阳亦能伤阴,临床上凡属阴虚阳亢、邪实内闭及热毒炽盛等病症,应慎用灸法。

(5)颜面部、乳头部、心前区、大血管部和肌腱处不可用化脓灸,对睛明、丝竹空、瞳子髎、人迎、曲泽、委中等穴一般禁灸或慎灸。空腹、过饱、极度疲劳、畏惧灸法者应慎施灸。妇女妊娠期、月经期、腰骶部和少腹部不宜用化脓灸及刺激较强的天灸(如斑蝥灸等)。

(6)对小儿及昏迷、肢体麻木不仁、感觉迟钝的患者,切勿施灸过量,避免烧烫伤。

(7)化脓灸和天灸后,局部应注意护理,避免感染,如感染发炎时要及时处理。

(8)施灸后皮肤出现红晕属正常现象。若艾火热力过强,施灸过重,皮肤发生水泡时,水泡小者,可待其自行吸收;水泡较大者,可用消毒针沿皮穿刺,放出水液,涂以碘伏药水,覆盖消毒纱布保护,数天内即可痊愈。

(9)用灸法治病出现晕灸者比较少见,但偶有发生,其现象和处理同晕针相同。

(10)施灸进程中,要防止艾火烧坏患者衣服、被褥等物。施灸完毕,必须把艾条和艾炷之火彻底熄灭,以防复燃发生火灾。

第三节 拔 罐 技 术

拔罐法,俗称拔火罐。它是一种以罐为工具,借助热力排除罐内空气,造成负压,使之吸附于穴位或应拔部位的体表,产生刺激作用,使局部皮肤充血、瘀血,以防治疾病的一种方法。拔罐法的特点在于通过罐内的负压和温热刺激而调节人体机能,拔罐后引起局部组织充血或皮下轻度的瘀血,可以使机体气血活动旺盛,经络通畅。现代科学研究表明,拔罐时的负压、温热刺激,能使血管扩张,毛细血管通透性改变,调节以局部为主的微循环状态,加强新陈代谢,增强机体的抵抗力,在生理、病理方面都有重要意义。

一、罐的种类

(一)常用罐

拔罐法所用罐具种类很多,它的质料及式样随着社会的发展而不断改进。最早用兽角,后来有用竹罐、陶罐及金属罐,现在有玻璃罐以及真空抽气罐。现将临床常用的罐具及优缺点介绍如下。

1.竹罐

用毛竹截成长约 6～10 cm 长的竹筒,一端留节作底,另一端做罐口,制成腰鼓型的竹罐。它的优点是取材容易,制作简便,轻巧价廉,不易摔碎;缺点是容易燥裂、漏气,吸附力不大,不易观察到内部皮肤的变化情况。

2.陶罐

用陶土烧制而成,罐的两端较小,中间较粗,状似腰鼓,口径大小不一,口径小者较短,口径大者略长。其特点是吸力强;缺点是笨重,落地易碎,施术时亦看不到内部皮肤的变化情况。

3.玻璃罐

采用耐热质硬的透明玻璃制成,形如球状,肚大口小,口边微厚而略向外翻,分大、中、小 3 种型号。其优点是质地透明,使用时可以观察罐内所吸拔部位皮肤的充血、瘀血程度,便于随时掌握施术的轻重程度和时间;缺点是容易摔碎。

(二)新型罐具种类

1.排压排气罐

(1)排压排气橡胶罐

以高弹性塑料制成。此罐轻便,不易破裂,便于携带,但不能加热、高温消毒,易于老化,仅宜拔固定罐,不宜施其他罐法。

(2)排压排气组合罐

由喇叭形透明玻璃筒的细头端套一橡皮球而成。其罐操作方便,但负压维持时间较短,仅用于留罐。

2.抽气排气罐

（1）拔罐器

拔罐器以硬质塑料制成,罐体透明,底端阀门排气,使用时可随时调节罐内压力。

（2）注射器抽气罐

注射器抽气罐由保留带铝皮橡胶瓶塞的药瓶去底后制成,适用于头、面、手、脚及皮肤较薄部位。

3.多功能罐

多功能罐为配置有其他治疗工具的新型器具。如在罐顶中央安置刺血针的刺血罐、罐内架设艾灸的灸罐、罐内装有电热元件的电热罐等,均具有拔罐与相应疗法的治疗作用。

二、拔罐疗法的操作方法

（一）施术部位及体位

1.施术部位

拔罐施术部位多选肌肉丰厚、皮下组织充实、毛发较少的部位,或结合腧穴、经络循行施术。

2.患者体位

患者体位正确与否,关系着拔罐的效果。在拔罐时,应根据拔罐部位选择适宜的体位。正确体位应使患者感到舒适,肌肉放松,施术部位可以充分暴露,方便医师操作。

（二）拔罐方式

1.火罐法

火罐法是利用火焰燃烧时消耗罐中的氧气,并借助热力排除罐内的部分气体,使罐内形成负压,借以将罐吸着于施术部位的皮肤上,用来防治疾病的方法。火罐疗法中罐内吸拔力的大小与罐具的大小和深度、罐内燃火的温度和方式、扣罐的时机与速度及空气在叩罐时再进入罐内的多少等因素有关。临床常用的火罐吸拔方法如下。

（1）投火法:将纸折成宽筒条状,点燃后投入罐内,趁火最旺时,迅速将罐扣在应拔的部位上即可吸住（图 2-32）。此法因罐内有正在燃烧的物质,宜在侧面横拔。需注意将纸条投入罐内时,未燃的一端应向下,若燃烧后罐内剩余纸条的长度大于罐口直径稍多时,此法即便是用于直立竖拔,也不致灼伤皮肤。

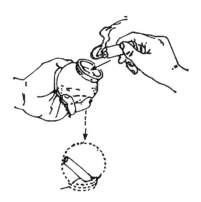

图 2-32　投火法

（2）闪火法：用镊子夹 95％乙醇棉球，点燃后在罐内绕 1～2 圈再抽出，并迅速将罐子扣在应拔的部位上。此法因罐内无火，无烧伤之弊，并且不受体位限制，是较常用的拔罐方法。但须注意：①棉球蘸乙醇不可过多，以免火随乙醇滴燃；②火只可在罐内闪拔，不可烧烤罐口，以免烫伤；③火罐一直保持口朝下的方向，不可使口倾斜或口上仰，以防热空气外溢，影响负压；④应注意一个"快"字，闪火迅速，扣罐迅速，不可迟疑，否则吸拔力就小。

2.毫针罐法

毫针罐法是用毫针针刺与拔罐相结合的一种方法。临床实践证明，针刺具有增强拔罐的疏通经脉气血、祛除邪气、调理阴阳的效应，两者具有协同治疗的作用，普遍适应于各种类型的病症。其中，对重症及病情复杂的患者尤为适用。此外，配合电针，可用于一些顽固性疾病。毫针罐可分以下 2 种。

（1）出针罐：此法适用于病程短、病情重、病症表现亢奋、属于中医实证类型者（如跌打擦肿、感冒、感染性热病、风湿痛等）。首先在有关穴位上针刺"得气"后，再持续快速行针（强刺激）10～20 秒钟，然后出针，不需按压针刺点，立即拔罐于其上，可吸拔出少许血液或组织液。

（2）留针罐：在相应的穴位上针刺"得气"后，不需持续针即可拔罐，用罐把针罩住，起罐后才出针。本法选用的针规格要适度，进针到合适的深度后，留在皮面上的针杆长度要小于罐腔的高度，否则易将针柄压弯及发生疼痛。一般对胸部、背部、肾区，以及有较大血管、神经分布的四肢穴位，尤其瘦弱者，直刺不宜针得太深，要比正常人刺入的深度浅，否则拔罐后由于吸力的作用，针尖可能会逆势深入，而超出正常深度，容易造成损伤事故。

3.刺络罐法

刺络罐法是用三棱针或注射针头刺穴位、病灶局部表皮显露的小血管,使之出血或出脓,然后立刻拔罐,也有先拔罐而后刺血者,本法常用于病程短、症状较重,表现亢奋,具有红、热、痛、痒、游走不定等实证者,如感染性热病、内脏急性疾病(支气管炎、急性胃炎、胆囊炎、肠炎等)、肝阳上亢高血压、神经性皮炎、皮肤瘙痒、丹毒、疮痛、急性软组织损伤等。常用的刺络罐方式有以下5种。

(1)先针后罐:首先用三棱针在一定的穴位、部位进行针刺,然后用罐吸拔出血。一般吸拔10~15分钟。先罐后针常用于胸腹部,即先用火罐在一定穴位、部位进行吸拔(一般吸拔10~20分钟),至皮肤发红为度,然后用三棱针轻微点刺,并用两手指拿提针刺部位10余次至微血即止。此方式多以泻气为主。

(2)针罐行针:首先在一定部位用三棱针点刺出血,接着用火罐吸拔针刺部位,使之再次出血,然后再用三棱针在针刺部位作循经轻轻点刺。此法多用于重病患者或急救使用。

(3)行罐针罐:此法常用于四肢肌肉丰满处或腰部,在选定穴位、部位进行循经上下行罐(走罐),一般行罐三次,以肤红为度,并在选定穴位、部位进行点刺,然后再用火罐吸拔2~3分钟,使之出血。此法多用于实热为主证者。

(4)浅刺留罐:先用两手拿提针刺部位、穴位,然后以三棱针轻微点刺,以患者感到疼痛为度。再用火罐吸拔,留罐15~20分钟。此法多用于对针刺恐惧的患者。

(5)深针走罐:首先用三棱针采取重手法针刺,出血片刻后,用棉球压住针刺部,然后以放血部位为中心向四周走罐。以行气活血为主。此法常用于治疗外伤瘀血、红肿不退等(新伤要隔天治疗)。

4.挑刺罐法

此法是用三棱针、注射针头挑断穴位上或病理反应点(如结节、变色点、怒张小血管等)上的皮内、皮下纤维,然后立刻拔罐。本法适应范围较广,对体质虚实的各种类型急、慢性病症,如慢性支气管炎,哮喘,冠心病,高血压,胃肠慢性炎症,风、寒、湿所致腰腿痛,皮肤病,痔疮等均可采用。

5.皮肤针罐法

此法是用皮肤针(梅花针)在需治疗的部位、穴位进行叩击,局部皮肤出现潮红或渗血即止,立刻用火罐吸拔。此法取穴面积较大(如肩、背、腰、腹部)或取穴较集中,适用范围较广,具有拔罐和梅花针针刺的双重治疗作用,适用于各种急慢性疾病。

6.火针罐法

此法是用烧红的火针(钨钢制的粗针)先速刺穴位或病灶,然后立刻拔罐的方法。施术时要避开大血管、神经。为了使刺入准确,术前可在局部涂以碘酒或红药水作标记,然后将在酒精灯上烧红的针尖快速刺入至预定的深度后立即拔出,再用火罐吸拔 5～10 分钟。本法有温经散寒,软坚散结的作用,适用于寒湿性关节痛、良性结节肿块、寒性脓肿等病症。

(三)应用方法

临床拔罐时可根据病情的不同,分别采用以下几种拔罐方法。

1.单罐法

单罐法多用于病变范围较小的部位或压痛点,可按病变或压痛范围的大小,选择适当口径的火罐。如头痛在太阳穴拔罐;冈上肌腱炎在肩髎穴拔罐;胃痛在中脘穴拔罐。

2.多罐法

多罐法多用于病变范围较广泛的疾病,可按病变部位的解剖形态等情况,酌情吸拔数罐,如某肌束劳损时,可按肌束的体表位置成行排列吸拔多个罐,称为排罐法。如腰肌劳损,可在肾俞、大肠俞、腰眼和疼痛明显的部位并列吸拔几个罐。

3.留罐法

拔罐后将罐留置 10～15 分钟。适用于一般病症,单罐、多罐皆宜。罐子大并且吸拔力强时要适当缩短留罐时间。夏天及肌肤浅薄处,留罐的时间也不宜过长,以免起泡损伤皮肤。

4.走罐法

走罐法又称推罐、飞罐法。一般用于面积较大,肌肉丰厚的部位,如腰背部、大腿等处。须选用口径较大、罐口平滑厚实的玻璃罐,先在罐口及走罐所经皮肤上涂以润滑油脂,如凡士林,便于滑动,用闪火法将罐吸拔上(注意吸拔力要适中,如过强则罐子推不动或易损皮肤),以手握住罐底,稍倾斜,即推动方向的后边着力,前边略抬起,慢慢向前推动,这样在皮肤表面上下或左右或循经,来回推拉移动数次,至皮肤潮红充血为度(图 2-33)。适用于神经麻痹、肌肉萎缩、失眠、脉络阻滞窜痛等疾病。

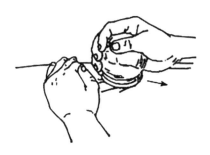

图 2-33　走罐法

(四)施罐与起罐

1.施罐法

(1)根据病情与施术要求,选择适当体位与罐的规格。充分暴露应拔部位,有毛发者应剃去。应注意局部皮肤和器具消毒,防止交叉感染。

(2)施罐手法应娴熟,动作要轻、快、稳、准。罐间距离应适中,过远影响疗效,过近易痛、易落。

(3)闪火法拔罐蘸乙醇应适量,过多易烫伤患者,过少罐力小,疗效不好;闪火时间应适当,过长罐口太热易烫伤皮肤,过短罐力小,影响疗效。

2.起罐法

起罐,即将拔牢的留罐取下的方法。操作者一手握住罐体腰底部稍倾斜,另一手拇指或示指按住罐口边缘的皮肤,使罐口与皮肤之间形成空隙,空气进入罐内罐自落。不可硬拉或旋转罐具,以免引起疼痛,甚至损伤皮肤(图 2-34)。

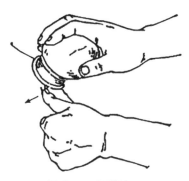

图 2-34　起罐法

3.拔罐后反应

(1)正常反应:起罐后吸拔部位出现点片状紫红色瘀点、瘀块,或兼微热痛感,统称罐斑或罐印,1～2 天即自行消失,属正常反应。

（2）病理反应：罐斑色鲜红多见于阳证、实证、热证；罐斑色暗红为阴证、血瘀、寒证。罐斑潮红或淡紫色，并显水泡、水珠或水汽状，示湿盛或寒盛；若水气色黄为湿热；水泡呈红色或黑色，示久病湿盛或血瘀。罐斑色深紫，示瘀血；罐斑色深紫黑触之痛并伴身热，示热毒瘀结；罐斑无皮色变化，触之不温，多为虚寒证；罐斑微痒或出现皮纹，多是风邪为患；罐斑或血泡色淡，多属虚证；拔罐后，血色深红为热，青色为寒凝血瘀；罐斑无改变，示病情尚轻，或接近痊愈。但必须明确的是，以上反应需结合临床具体情况综合分析。

三、拔罐后处理

（一）拔罐正常反应处理

在拔罐处出现点片状紫红色瘀点、瘀斑，或兼微热痛感，或局部发红，片刻后消失，皆是拔罐的正常反应，一般不予处理。

（二）拔罐善后处理

起罐后应用消毒棉球轻轻拭去拔罐部位紫红色罐斑上的小水珠，若罐斑处微觉痛痒，不可搔抓，数天内可自然消退。起罐后如果出现水疱，不宜擦破，其可自然吸收。若水疱过大，可用一次性消毒针从疱底刺破，放出水液后，再用消毒敷料覆盖。若出血，应用消毒棉球拭净。若皮肤破损，应常规消毒，并用无菌敷料覆盖其上。若用拔罐疗法治疗疮痈，起罐后应拭净脓血，并常规处理疮口。

四、拔罐疗法的作用

（一）疏通经络

拔罐疗法通过其温热刺激及负压吸引作用，刺激体表穴位及经筋皮部而疏通经络，调和营卫，治疗各种疾病。

（二）调和脏腑

拔罐疗法通过在经络、穴位局部产生负压吸引作用使体表穴位产生充血、瘀血等变化，穴位通过经络与内在的脏腑相连，从而治疗各种脏腑疾病。

（三）平衡阴阳

阳盛则热，阴盛则寒。发热是阳气盛实的表现，而寒战、恶寒是阴气盛实的症状。在大椎穴拔罐可治疗发热疾病；在关元穴拔罐则可治疗寒性疾病。

（四）协助诊断

通过观察拔罐后体表的变化可以推断疾病的性质、部位及与内脏的关系。

(五)祛除病邪

拔罐疗法因以负压吸拔体表的穴位,不仅能够开腠理、散风寒,而且还能调整脏腑经络的作用,鼓舞人体的正气,故有助于体内邪气的排出。

(六)双向调节

在临床取穴和拔罐方法都不变的情况下,拔罐疗法具有双向的良性调整作用。

五、适应范围

拔罐法具有行气活血,舒筋活络,温经散寒,祛风除湿,消肿散结,清热拔毒等作用。

(一)内科

感冒、发热、咳嗽、急慢性支气管炎、哮喘等肺系疾病;呕吐、便秘、胃肠痉挛、慢性腹泻等胃肠疾病;中暑、高血压病、头痛、三叉神经痛、神经衰弱、脑卒中后遗症、尿潴留、尿失禁等其他疾病。

(二)妇科

痛经、月经不调、闭经、带下、盆腔炎、更年期综合征、乳腺炎等。

(三)儿科

厌食症、腹泻、消化不良、遗尿、百日咳、流行性腮腺炎等。

(四)外科

疖、疔、痈、疽、丹毒、虫蛇咬伤等。

(五)皮肤科

痤疮、湿疹、荨麻疹、神经性皮炎、皮肤瘙痒症、白癜风、带状疱疹等。

六、禁忌

拔罐的禁忌凡有下列情况者,应当禁用或慎用拔罐疗法。

(一)禁忌情况

(1)全身剧烈抽搐或癫痫正在发作的患者,不宜拔罐治疗。

(2)患者精神失常、精神病发作期不适宜施用拔罐疗法。

(3)患者平时容易出血、患有出血性疾病,如过敏性紫癜、血小板减少性紫癜、血友病、白血病、毛细血管试验阳性者,不适宜施用拔罐疗法,以免造成出血不止。

（4）皮肤病范围较大，有溃烂部位或者皮肤有严重过敏者，不适宜拔罐治疗。

（5）患者患有恶性肿瘤，不能施用拔罐疗法，以免促进肿瘤播散和转移。

（6）妇女怀孕期间，腰骶部、下腹部和乳头部不能施用拔罐疗法，以免流产或出现不适反应。

（7）患者患有心脏病出现严重心力衰竭者，患有肾脏疾病出现肾功能衰竭者，患有肝脏疾病出现肝硬化腹水、全身水肿者，不适宜选用拔罐疗法。

（8）心尖区、体表大动脉搏动部及静脉曲张处。眼、耳、口、鼻等五官孔窍部及前后二阴。

（二）禁忌证

（1）急性危重疾病、慢性全身虚弱性疾病及接触性传染病，如严重肺气肿、心力衰竭等。

（2）有自发出血倾向或损伤后出血不止的病症，如血小板减少性紫癜、白血病及血友病等。

（3）重度神经症、精神分裂症、抽搐及不合作者。

（4）精神紧张、疲劳，以及过饥、过饱、饮酒者。

（5）皮肤过敏、传染性皮肤病、皮肤肿瘤（肿块）部。

（6）肺结核、恶性肿瘤患者。

五、注意事项

（1）拔罐时要选择适当体位和肌肉丰满、皮下组织充实及毛发较少的部位为宜。

（2）初次治疗及体弱、紧张、年老、儿童与易发生意外反应的患者，宜选小罐且拔罐的个数要少，选卧位并随时注意观察，以便及时发现处理。不合作者不宜拔罐。

（3）拔罐时要根据所拔部位的面积大小面选择大小适宜的罐。操作动作要做到稳、准、轻、快，才能将罐拔紧，吸附有力，但须注意吸拔力过大、吸拔时间过久，有时可使拔罐部位的皮肤起泡。

（4）拔罐时应注意勿灼伤或烫伤皮肤。若烫伤或留罐时间太久而皮肤起水泡时，小水泡无须处理，仅敷以消毒纱布，防止擦破即可。水泡较大时，用消毒针将水放出，涂以紫药水，或用消毒纱布包敷，以防感染。拔罐处局部呈现红晕或瘀血造成的青紫色紫斑为正常现象，数天后可自行消退。

（5）拔罐时嘱患者不要移动体位，以免罐具脱落。拔罐数目多时，罐具之间距离不宜太近，以免罐具相互牵拉皮肤而产生疼痛，或因罐具间互相挤压而脱落。

第四节 刮痧技术

一、用具

刮痧疗法的刮具制作简单，多经济便宜，取材方便，而且可取用代用品。历代使用的刮具很多，比如兰麻、长发、麻线、棉麻线团、铜器、银器、檀香木、沉香木、瓷碗、木梳背、贝壳等，因其价廉、取材方便，现在民间仍在使用。随着时代的发展和科技的进步，原来使用的有些刮具已经淘汰，有的沿用至今，现代也有新型的刮具。目前常用的刮具有以下几种。

（1）植物团：常用丝瓜络、八棱麻等植物，取其茎叶粗糙纤维，去除果肉壳，捏成一团制作而成。使用时，用手握住植物团少量的清水、香油或其他润滑剂于刮痧部位刮拭。民间有些偏僻农村地区仍可见使用。

（2）铜钱：铜钱曾经是流通货币，外缘为圆形，中间有方孔。民间使用铜钱作为刮具较多见。使用时，拇指、示指捏住铜钱的中间，将其边缘蘸少量的清水、香油或其他润滑剂于刮痧部位刮拭。

（3）瓷勺：瓷勺是居家常用的饮食工具，家家户户都有。使用时，单手握住勺柄，用瓷勺边缘蘸少量清水、香油、菜油等在刮痧部位刮拭。瓷勺在边缘山区家庭中常用，使用时需注意其边缘是否毛糙，以免刮伤皮肤。

（4）木梳背：木梳背光滑呈弧形，少量清水、润滑油等即可刮痧。适用于旅途中应急之用。

（5）线团：可用芝麻丝或棉线等绕成一团，使用时在冷水中蘸湿，在身体一定部位刮拭。一边蘸水，一边刮拭，直到皮肤出现大片的紫黑色或紫红色斑点。这是刮痧最初形式，古时称刮痧为"刮纱"。

（6）贝壳刮具：蚌在江河湖海之滨常见，其外壳可制成刮痧工具。使用时，术者手持贝壳上端，在刮痧部位，一边蘸水一边刮拭，至皮肤出现痧痕为度。一般沿海或湖泊地区渔民使用较多。

（7）火罐：火罐为针灸推拿科诊室常用的器具。罐口边缘平整、光滑而厚。用罐口边缘蘸少量按摩膏、红花油等作润滑剂，则可作刮痧之用。若用较小负压吸拔后在人体一定部位来回刮动，使身体局部出现红紫色的片状充血，即为走罐，其实也是刮痧的一种特殊形式。

（8）玉质刮痧板：玉石制成的刮痧板，又称刮痧宝玉。玉质刮痧板使用疗效佳，但因其取材较难，价格昂贵，且易于摔破，可见于一些美容机构使用。

（9）水牛角刮痧板：现在通常使用的刮痧板是牛角刮痧板。水牛角性寒，刮痧疗法有清热、凉血、解毒之功效，适用于绝大多数疾病的刮痧治疗。

二、刮痧疗法的介质

刮痧治疗时，为减轻疼痛、避免皮肤损伤、增强疗效，操作之前必须给刮痧部位涂上适量的润滑剂，即刮痧介质。目前刮痧介质有如下几种。

（一）刮痧专用油

刮痧专用油多采用渗透性强、润滑性好的天然植物油和芳香药物的挥发油，具有祛风除湿、滋润肌肤、清热解毒、疏通经络、消炎镇痛等功效，有利于痧块的吸收，是目前临床上最常用的刮痧介质。

（二）乳膏制剂

冬青膏是临床上常用的刮痧用乳膏制剂，适用于一切跌打损伤的肿胀、疼痛及陈旧性损伤和寒性病症等的治疗。扶他林乳膏无色无味，不污染衣物，具有消炎镇痛的功效，在治疗各种软组织损伤时也常使用。

（三）其他介质

植物油、白酒、水、滑石粉及日常生活中一些质地细腻、润滑的物质如润肤霜等，均可用作刮痧介质。

三、刮痧疗法的操作

（一）刮痧前的准备工作

（1）选择刮具：刮痧板应边缘光滑，厚薄适中，应仔细检查其边缘有无裂纹，以免刮伤皮肤。

（2）解释说明工作：初诊患者刮痧时，要做好患者的解释说明工作，介绍刮痧的一般常识，以消除患者的顾虑和紧张情绪，树立信心，取得患者的积极配合。

（3）确定刮痧防治方案：刮痧疗法有保健和治疗的双重作用。对于身体本身没有什么疾病而以保健为主要目的的对象，如亚健康状态，刮痧应用力较轻，多使用厚缘,选取具有保健功效的穴位,如大椎、气海、足三里、三阴交等穴位作为重点。对以治疗为目的的患者,则根据患者病情确定刮痧治疗方案,包括选穴、刮痧方法的种类及操作手法的补泻等。临床上患者的病情各异,病程长短不同,病性或寒或热,或虚或实,病势或缓或急。临床施行刮痧治疗前,必须根据患者的具体情况,针对病程长短与病势缓急,分清寒热、虚实后,认真制定刮痧治疗方案,才能取得好的治疗效果。

(4)刮痧前的消毒:术者在刮痧前,务必进行消毒工作。消毒包括刮具的消毒、术者双手的消毒及患者待刮皮肤部位的消毒。消毒可用 75% 医用酒精。

(二)持板方法

以手握住刮板,刮板的底边横靠在手掌心部位,大拇指及另外 4 个手指呈弯曲状分别握刮板两侧,要求掌虚指实。

(三)刮拭方式

1.面刮法

手持刮板,刮拭时用刮板的 1/3 边缘接触皮肤,刮板向刮拭的方向倾斜 45° 左右,利用腕力多次向同一方向刮拭,要有一定刮拭长度,适用于刮拭身体比较平坦的部位。

2.角刮法

用刮板角部在穴位自上向下刮拭,刮板面与刮拭皮肤呈 45° 倾斜,多用于刮拭人体面积较小的部位或沟、窝、凹陷部位。

3.点按法

刮板角与穴位呈 90° 垂直由轻到重,逐渐用力,片刻后猛然抬起,使肌肉复原,多次重复,手法连贯,适用于人体软组织的凹陷部位。

4.拍打法

用刮板一端的平面拍打体表部位的经穴,拍打前需在拍打部位涂刮痧润滑剂。此方式多用于四肢,尤其是肘窝和腘窝处。

5.按揉法

将刮板以 20° 角倾斜按压在穴位上,做柔和的旋转运动。刮板角平面始终不离开所接触的皮肤,速度较慢,按揉力度应深透至皮下组织或肌肉。

(四)刮拭顺序与方向

刮拭顺序与方向的总原则由上而下、由前而后、由近及远,即先刮拭面部、胸腹部,再刮拭头部、肩部、腰背部;先刮拭上肢,再刮拭下肢。刮拭方向一般为由上而下、由内到外、由左及右。头部由上到下直刮,或由内到外横刮;肩胛部由上到下或从前到后横刮;腰背部、胸腹部由上到下,从内到外刮拭;上下肢由上到下刮拭;面部、胸胁部由内到外斜刮。

三、适应证和禁忌证

刮痧疗法同其他任何一种疗法一样,都不是万能的,有它的适应证和禁忌证。有些病症可以单独采用刮痧疗法;有些病症以刮痧疗法为主,辅以其他疗法;有些病症禁忌刮痧或刮痧只起辅助治疗作用。因此,熟悉和掌握刮痧疗法的适应证和禁忌证是十分必要的,对提高临床疗效、避免溢用及不良后果是大有帮助的。

(一)适应证

刮痧疗法临床应用广泛,凡针灸、推拿疗法适用的疾病均可使用刮痧治疗。刮痧适用于包括内科、外科、妇产科、儿科、五官科、皮肤科等各科疾病的治疗。另外,刮痧还有预防疾病和保健强身的功效。

1.内科疾病

感冒、支气管炎、支气管哮喘、肺炎、心律失常、高血压、低血压、冠心病、肺源性心脏病、急慢性胃炎、肠炎、胃下垂、消化性溃疡、胃食管反流病、便秘、肝炎、胆囊炎、胆石症、泌尿系统结石、慢性肾盂肾炎、前列腺炎、前列腺增生症、糖尿病、甲状腺功能亢进症、甲状腺功能减退症、肥胖症、中暑、面神经麻痹、脑卒中后遗症、三叉神经痛、失眠、癫痫、早泄、阳痿、不育症等疾病。

2.外科疾病

以疼痛为主要症状的各种外科病症,如颈椎病、落枕、腰椎间盘突出症、急性腰扭伤、慢性腰肌劳损、肩关节周围炎、踝关节扭伤、坐骨神经痛、网球肘等疾病。

3.妇产科疾病

痛经、闭经、月经不调、经前紧张征、围绝经期综合征、乳腺增生症、慢性盆腔炎、女性不孕症、产后缺乳、产后腹痛、产后发热、产后便秘等疾病。

4.儿科疾病

小儿支气管炎、腮腺炎、小儿高热、小儿惊风、小儿厌食症、小儿营养不良、小儿腹泻、小儿遗尿、小儿夜啼、儿童多动症等疾病。

5.五官科疾病

如急慢性鼻炎、慢性咽炎、鼻衄、咽神经官能症、牙痛、口腔溃疡、耳鸣、白内障、沙眼等疾病。

6.皮肤科疾病

如神经性皮炎、湿疹、荨麻疹、痤疮、白癜风、色斑、斑秃等疾病。

7.保健强身

可预防疾病、促进病后恢复、消除疲劳、减肥美容。

(二)禁忌证

(1)有出血倾向的疾病,如血小板减少症、过敏性紫癜、白血病、血友病等,以及有凝血障碍的患者。

(2)危重病症,如急性传染病、严重心脏病。

(3)新发生的骨折部位不宜刮痧。外科手术瘢痕处应在手术后2个月,方可局部刮痧。恶性肿瘤患者手术后,瘢痕处慎刮。

(4)传染性皮肤病不宜刮痧,如疖肿、痈疮、瘢痕、破溃性传染性皮肤病、不明原因的皮肤包块等,病灶部位禁刮。

(5)年老体弱、空腹、过度疲劳、熬夜过度者,不宜刮痧。

(6)对刮痧过度紧张恐惧者。

(6)孕妇、经期妇女的下腹部及三阴交穴、合谷穴、昆仑穴、至阴穴等禁止刮痧。

四、刮痧疗法的禁刮部位

(1)皮肤有脓肿、疼痛、瘢痕、溃疡,原因不明的包块、黑痣处等,或患有传染性皮肤病的病灶部位处。

(2)急性创伤、扭挫伤的局部。

(3)大血管分布处,特别是颈总动脉、心尖搏动处。

(4)眼睛、耳孔、鼻孔、舌、口唇等五官处,前后二阴,肚脐(神阙穴)等处。

(5)小儿囟门未合时,头颈部禁刮。

(6)对尿潴留患者的小腹部慎用重刮。

五、注意事项

(1)避风和注意保暖很重要。刮痧时皮肤毛孔处于开放状态,如遇风寒之邪,邪气会直接进人体内,不但影响刮痧的疗效,还会引发新的疾病。因此刮痧半小时后才能到室外活动。

(2)刮完痧后要喝一杯热水。刮痧过程中毛孔开放,邪气排出,会消耗部分体内津液,刮痧后喝一杯热水,可补充水分,还可促进新陈代谢。

（3）刮痧 3 小时内不要洗澡。刮痧后毛孔都是张开的,所以要等毛孔闭合后再洗澡,避免风寒之邪侵入体内。

（4）不可一味追求出痧。刮痧时刮至毛孔清晰就能起到排毒的作用。有些部位是不能刮出痧的。此外,室温低也不易出痧。所以,刮拭的时候不要一味追求出痧,以免伤害到皮肤。

第三章 常见内科疾病

第一节 感 冒

一、概述

感冒是感受触冒风邪或时行疫毒,引起肺卫功能失调,出现鼻塞、流涕、喷嚏、头痛、恶寒、发热、全身不适、脉浮等主要临床表现的一种常见外感疾病。本病四季均可发生,尤以春冬两季为多。病情轻者多为感受当令之气,称为伤风、冒风、冒寒;病情重者多为感受非时之邪,称为重伤风。若在一个时期内广泛流行、证候相类似者,称为时行感冒。

二、病因、病机

六淫之邪、时行病毒侵袭人体而致病。

(一)病因

1.六淫

气候突变,六淫肆虐,冷热失调,人体卫外之气未能及时应变,以致虚邪贼风伤人。

(1)风为主因:本病主要由风邪侵袭肺卫皮毛所致。风虽为春季之主气,但流动于四时八方之中,失常则伤人而为淫邪,故为六淫之首,因此外感病常以风为先导。风为阳邪,其性轻扬,故致病多犯上焦。

(2)风邪常兼夹他邪致病:随季节之不同,风邪常与其他当令之时气相合为患。如春季之温、夏季之暑、长夏之湿、秋季之燥、冬季之寒等皆能随风邪杂感而为病。临床尤以风寒多见。

2.时行病毒

时行病毒是指具有传染性的致病邪气,多因时令不正,故使天时暴厉之气流行人间。其致病特点为发病快,病情重,有广泛的流行性,且不限于季节性,往往与六淫相合为患。四时六气失常,春时应暖而反寒,夏时应热而反凉,秋时应凉而反热,冬时应寒而反温,则易生时行病毒,直袭肺卫,相染为患。时行病毒伤人,常可入里化火,临床以热证居多,易有传变。

3.生活起居失当

生活起居不当,寒温失调,如贪凉露宿、涉水冒雨、更衣脱帽等易致外邪乘袭。

4.正气虚馁,卫外不固

正气不足,腠理疏松,卫外不固,御邪能力较弱,则极易为外邪所客。如阳虚者,易受风寒;阴虚者,易受风热;脾虚痰湿偏盛者,易受外湿等。或因平素体虚,稍有不慎,客邪乘虚伤人;或因过度劳累,体力下降,易自汗而肌腠不密,营卫失和,因而感受外邪;再如肺有宿疾,肺蕴痰热,肺卫调节功能失常,每易招致外邪相引而发病。

(二)病机

1.发病

外邪侵袭人体可通过口鼻,肺开窍于鼻;也可通过皮毛,肺外合皮毛,职司卫外,为人身之藩篱。人体感受外邪,则肺首当其冲。卫表不和故表现为恶寒发热、头痛身痛,继则肺失宣肃,表现为鼻塞流涕、咳嗽咽痛。

外邪侵袭人体条件:气候突变,冷热失常,六淫时邪猖獗,肺卫调节疏懈;生活起居不当,寒温失调,过度疲劳,腠理不密,营卫失和;体质虚弱,卫外不固,虚体感邪。外邪入侵,发病与否取决于卫气之强弱,感邪的轻重。

2.病位

主要在肺。病邪传变,由表入里,可涉及内在脏腑。

3.基本病机

卫表不和。

4.病机转化

初起多以风寒或风热之邪为主,风热不解或寒邪郁而化热为肺热证;病邪传里化热,表寒未解为表寒里热证;反复感邪,正气耗散可由实转虚;体虚感邪则正气愈亏,均可形成正虚标实之证。预后多良好,病程较短而易愈;老年人、婴幼儿、体弱者、时行感冒重症者,防止发生传变,或夹杂其他疾病。

三、临床表现

(1)起病较急,局部症状有喷嚏、鼻塞、流涕、咽部干痒作痛、声音嘶哑或咳嗽,全身症状较轻,可有低热、乏力、纳减、全身酸痛等症状。

(2)麻疹、百日咳、白喉、猩红热等急性传染病的初期症状可与本病相似,需注意询问病史及当地流行情况,并作短期观察随访,以便鉴别。亦须与流行性感冒及过敏性鼻炎区别,前者可引起流行,全身中毒症状较重,体温较高,局部症状则轻,后者易于反复发作,有过敏史或季节性。

四、鉴别诊断

(一)鼻渊

可有鼻塞流递,但鼻渊多流腥臭浊涕,感冒一般流清涕,并无腥味;鼻渊一般无恶寒发热,感冒多见外感表证;鼻渊病程漫长,反复发作,不易治愈;感冒病程短,治疗后,鼻塞流涕症状消失较快。然而亦有感冒诱发鼻渊发作者,应予鉴别。

(二)热痹

有发热、恶寒、肢体关节痛,但热痹关节局部红肿焮痛,病程较长,病势较重。另外,热痹多有红细胞沉降率加快、抗链球菌溶血素"O"增高。

(三)乳蛾

有发热、恶寒、咽痛等症,但乳蛾又见咽部两侧红肿胀大,常有黄、白色脓样分泌物。

(四)麻疹

麻疹初起有发热恶寒,鼻塞流涕、咳嗽咯痰等,与感冒相似,但麻疹伴有目赤畏光、眼胞水肿、多泪、口腔黏膜出疹等。

(五)瘟黄

瘟黄(病毒性肝炎之流感型)以畏寒、发热、头痛、喷嚏、咳嗽等肺卫症状起病,与感冒相似,但常伴纳呆、厌油、黄疸、右胁下疼痛等症状,以及肝功能损害等表现。

五、辨证论治

(一)风寒感冒

(1)症状:恶寒重,发热轻,无汗,头痛,肢节酸痛,鼻塞声重,时流清涕,喉痒,咳嗽,痰稀薄色白,舌苔薄白,脉浮或浮紧。

（2）治法:辛温解表,宣肺散寒。

（二）风热感冒

（1）症状:发热,微恶风寒,或有汗,鼻塞,喷嚏,流稠涕,头痛,咽喉疼痛,咳嗽痰稠,舌苔薄黄,脉浮数。

（2）治法:辛凉解表,宣肺清热。

（三）暑湿感冒

（1）症状:发生于夏季,面垢身热汗出,但汗出不畅,身热不扬,身重倦怠,头昏重痛,或有鼻塞流涕,咳嗽痰黄,胸闷欲呕,小便短赤,舌苔黄腻,脉濡数。

（2）治法:清暑祛湿解表。

（四）体虚感冒

1.气虚感冒

（1）症状:素体气虚,易反复感冒,恶寒,发热,热势不高,鼻塞流涕,头痛,汗出,倦怠乏力,气短,咳嗽咯痰无力,舌质淡苔薄白,脉浮无力。

（2）治法:益气解表。

2.阴虚感冒

（1）症状:微恶风寒,少汗,身热,手足心热,头昏心烦,口干,干咳少痰,鼻塞流涕,舌红少苔,脉细数。

（2）治法:滋阴解表。

六、针灸疗法

（一）毫针刺法

1.治法一

（1）取穴:列缺、合谷、大椎、太阳、风池。

（2）辨证配穴:风寒感冒者加风门、肺俞;风热感冒者加曲池、尺泽、鱼际;夹湿者加阴陵泉;夹暑者加委中;体虚感冒者加足三里。鼻塞流涕者加迎香;咽喉疼痛者加少商;全身酸楚者加身柱。

2.治法二

（1）取穴:肺俞、列缺、天突、太渊。

（2）辨证配穴:风寒束肺,加风池、合谷;风热犯肺,加大椎、曲池;燥热壅肺,加鱼际、外关;外寒内饮,加大杼、丰隆;痰热壅肺,加丰隆、大椎;脾虚痰湿,加脾俞、阴陵泉;肺肾两虚者加肾俞、气海。

(3)操作方法:每次选用5～7穴,留针20～30分钟。可间歇行针,一般每天1次,咳喘甚则可每天2次或2次以上。5～10次为1个疗程。

(二)耳针疗法

(1)发作期取穴:气管、肺、脾、肾、神门、肾上腺。

(2)操作方法:选4～5穴,发作期予强刺激或通以脉冲电流,留针0.5～1小时,也可在耳针后加用王不留行籽按压以上耳穴,每天1次或2次,两耳交替;缓解期中等刺激,或用药籽按压,可每周3次,20次为1个疗程。

(三)穴位注射疗法

(1)取穴:天突、定喘、肺俞、脾俞、足三里。

(2)发作期操作方法:清开灵注射液或鱼腥草注射液任选1种,每次每穴1.5 mL,每天1次或两次,10次为1个疗程。

(3)缓解期操作方法:黄芪注射液、丹七注射液任选1种,每次每穴1.5 mL,每天或隔天1次,20次为1个疗程。

(四)穴位埋线疗法

(1)取穴:膻中、天突、肺俞、定喘、丰隆、足三里。

(2)操作方法:采用羊肠线,刺入穴位后,待有酸胀感后将线送入穴位内。每两周1次,适用于缓解期。

(五)灸法治疗

1.艾灸

(1)取穴:风门、肺俞、足三里、大椎。

(2)辨证配穴:风寒证加灸风池;暑湿证加灸风池、头维、中脘、阴陵泉。风热证一般不采用灸法治疗。另本法还可用于感冒流行期间的预防保健灸。

(3)操作方法:艾条温和灸,每穴用艾条灸10～15分钟,每天1次,连续7天或3天一灸,连灸7次。

2.隔附子饼灸

(1)取穴:膻中。

(2)操作方法:艾炷放于附子饼上灸膻中穴,待艾绒燃及一半时点燃另二炷备用,每次灸3壮,每天1次,均嘱咐患者不服用或注射任何中西药物。

3.壮医药线点灸

(1)取穴:太阳、印堂、大杼、合谷。

(2)辨证配穴:恶寒重者加列缺、风门、风池;发热重者加大椎、曲池、外关;鼻塞流涕加下迎香、鼻通;头痛加攒竹、头维;咳嗽加天突、肺俞;腰酸背痛者加腰梅穴(按局部疼痛沿其周边和中央选取的一组穴位)或阿是穴。

(3)操作方法:将带火星一端线头用拇、示指把持对准穴位,直接按压在穴位上,1次火灭即为1壮,此时灸处以有轻度的灼热感为度。每天施灸1次(重症也可施灸2次),3天为1个疗程。若施灸1个疗程后无效者即停止施灸。

(六)拔罐疗法

1.皮肤针叩刺加拔罐法

(1)取穴:项后、背部第一胸椎至第二胸椎两侧足太阳膀胱经、喉前喉结两侧足阳明胃经。

(2)操作方法:以梅花针叩刺以上部位至皮肤隐隐出血,加拔火罐10～15分钟。可每天1次或隔天1次。多适用于急性发作期。

2.拔火罐

(1)取穴:选大椎、身柱、大杼、肺俞。

(2)操作方法:拔罐后留罐15分钟后起罐,或用闪罐法。适用于风寒感冒。

3.刺络拔罐

(1)取穴:选大椎、风门、身柱、肺俞。

(2)操作方法:常规消毒后,用三棱针点刺,使其自然出血,待出血颜色转淡后,加火罐于穴位上,留罐10分钟后起罐,清洁局部并再次消毒针眼。适用于风热感冒。

(七)刮痧疗法

(1)取穴:颈自风池穴向下,从背脊两旁由上而下。

(2)操作方法:用边缘光滑的瓷汤匙蘸润滑油(花生油或麻油)刮颈背,刮时要用力均匀,不要太重,防止刮破皮肤,刮到出现紫色出血点为止。感冒周身酸痛者,可以均匀力量反复刮胸背、腋窝、胸窝处至皮肤出现红色斑点或紫色斑片。

七、预防与调护

(1)平时加强体育锻炼,适当进行室外活动,以增强体质,提高抗病能力。同时应注意防寒保暖,在气候冷热变化时,及时增减衣服,避免雨淋受凉及过度疲劳。在感冒流行季节,少去公共场所活动,防止交叉感染。

(2)在治疗期间,应注意休息,密切观察。注意煎药及服药要求,治疗本病的中药宜轻煎,不可过煮,趁温热服,服后避风取汗,适当休息。

(3)饮食宜清淡,若饮食过饱,或多食肥甘厚腻,使中焦气机受阻,有碍肺气宣通,影响感冒的预后。

(4)保持室内外环境卫生和个人卫生,使室内空气时常新鲜,并有充足的阳光照射。在感冒流行季节,可用食醋熏蒸法进行空气消毒。每立方米空间以食醋5~10 mL,加水1~2倍稀释后加热,禁闭门窗,每次熏蒸2小时,每天或隔天1次。可预防时行感冒。

第二节 脑 卒 中

一、概述

本病中医学称为中风,中医学认为本病多因平素气血亏虚,心、肝、肾三脏阴阳失调,加之饮食因素,如嗜酒与多食肥美、忧思恼怒、房劳不节、劳累太过等多种原因,以致阴亏于下,肝阳内动,气血逆乱,痰火上蒙清窍,横窜经络,故见猝然昏仆、肢体瘫痪等症。

二、病因、病机

(一)病因

1.内伤积损

年老体弱,正气自虚,或久病迁延,或恣情纵欲,劳逸失度,损伤五脏之气阴,气虚则无力运血,脑脉瘀滞;阴虚则不能制阳,内风动越,而致本病发生。

2.情志过极

七情所伤,肝气郁结,气郁化火,或暴怒伤肝,肝阳暴张,内风动越,或心火暴甚,风火相煽,血随气逆,引起气血逆乱,上冲犯脑,血溢脉外或血瘀脑脉,而发为中风,以暴怒引发本病者为多见。

3.饮食不节

嗜食肥甘厚味,辛辣刺激,或饮酒过度,伤及脾胃,酿生痰热,痰瘀互阻,积热生风,导致脑脉瘀滞而发中风。

4.劳欲过度

烦劳过度,恣情纵欲,耗气伤阴,致使阳气暴张,气血上逆,壅阻清窍,而致血瘀脑脉或血溢脉外,发为中风。或房劳伤肾,肾水不济,引动心火,阳亢风动而致中风。

(二)病机

1.发病

由于患者脏腑功能失调,气血素虚或痰浊、瘀血内生,加之劳倦内伤、忧思恼怒、饮酒饱食、用力过度、气候骤变等诱因,而致瘀血阻滞、痰热内蕴,或阳化风动、血随气逆,导致脑脉痹阻或血溢脉外,引起昏仆不遂,发为中风。

2.病位

在脑,与心、肾、肝、脾密切相关。

3.基本病机

阴阳失调,气血逆乱。

4.病机转化

病理性质多属本虚标实。肝肾阴虚,气血衰少为致病之本,风、火、痰、气、瘀为发病之标,两者可互为因果。发病之初,邪气鸱张,风阳痰火炽盛,气血上菀,故以标实为主;如病情剧变,在病邪的猛烈攻击下,正气急速溃败,可以正虚为主,甚则出现正气虚脱。后期因正气未复而邪气独留,可留后遗症。

三、临床表现

(一)分型

1.缺血性脑卒中(脑梗死)

缺血性脑卒中是指局部脑组织包括神经细胞、胶质细胞和血管由于血液供应缺乏而发生的坏死。根据脑动脉闭塞和狭窄后,神经功能障碍的轻重和症状持续时间,分3种类型。①短暂性脑缺血发作。②可逆性缺血性神经功能障碍:与短暂性脑缺血发作基本相同,但神经功能障碍持续时间超过24小时,有的患者可达数天或数十天,最后逐渐完全恢复。脑部可有小的梗死灶,大部分为可逆性病变。③完全性卒中:症状较短暂性脑缺血发作和可逆性缺血性神经功能障碍严重,不断恶化,常有意识障碍,脑部出现明显的梗死灶,神经功能障碍长期不能恢复。

2.出血性脑卒中(脑出血)

出血性脑卒中包括原发性脑实质出血和蛛网膜下腔出血。出血性脑卒中通常是由脑血管病变(脑动脉粥样硬化、高血压)、先天性畸形或出血性疾病所致的脑实质或脑表面出血的脑血管病,前者为脑出血,多发部位依次为外囊－壳核、内囊－丘脑、桥脑、小脑和皮质下白质－中央卵圆;后者为蛛网膜下腔出血,血液由破裂的血管直接进入蛛网膜下腔。出血性脑卒中常见于50～79岁的中、老年人群,男性高于女性,多数有高血压病史、脑出血或脑梗死史,几乎均在清醒和活动时发病,可能有情绪激动、费劲用力的诱因。

(二)症状

脑卒中临床表现复杂,病情变化迅速,认识脑卒中的常见临床症状对于及时准确判断是否患有脑卒中非常重要。常见脑卒中临床症状如下所示。

(1)突然出现口眼㖞斜,口角流涎或兜不住食物,说话不清,吐字困难,词不达意或者失语,吞咽困难或伴有呛咳,一侧肢体乏力或运动障碍,走路不稳或突然跌倒。

(2)突然出现面、唇、舌或肢体麻木,或表现为眼前黑矇、视物模糊、看东西看不全,只看到一半,总撞到身边的物体,耳鸣或听力下降。这是由于脑血管供血不足影响到脑感觉功能的缘故。

(3)通常突然起病,在几分钟至数小时达峰,有些经 24～48 小时缓慢进行。脑出血严重者发生头痛、呕吐,在短时间内进入昏迷,轻者可在头痛、头晕后,先发生肢体无力,逐渐出现意识障碍。典型的症状为"三偏",即病灶对侧偏瘫、偏身感觉障碍和偏盲。

(4)意识障碍,表现为精神萎靡不振,困倦思睡或整日昏昏沉沉。性格较前改变,突然变得沉默寡言,表情淡漠,多语易躁或行动迟缓,也有的伴有短暂意识丧失。

四、鉴别诊断

(一)癫痫

癫痫发作常为刺激性症状,如抽搐、发麻症状,常按皮质的功能区扩展。老年患者局灶性癫痫常为症状性,脑内常可查到器质性病灶。过去有癫痫病史或脑电图有明显异常(如癫痫波等),有助鉴别。

(二)偏头痛

偏头痛其先兆期易与中风混淆,但多起病于青春期,常有家族史,发作以偏侧头痛、呕吐等自主神经症状为主。而局灶性神经功能缺失少见。每次发作时间可能较长。

(三)颅内占位病变

偶有颅内肿瘤、脑脓肿、慢性硬膜下血肿等占位病变,在早期或因病变累及血管时,引起短暂性神经功能损害。但详细检查可发现神经系统阳性体征,长期随访可发现症状逐渐加重或出现颅内压增高,脑成像和血管造影都有助于鉴别。

(四)低血压性晕厥

低血压性晕厥亦为短暂性发作,但多有意识丧失,无局灶性神经功能损害,发作时血压过低。

五、辨证论治

(一)中经络

1.风痰瘀血,痹阻脉络

(1)症状:半身不遂,口舌㖞斜,舌强言謇或不语,偏身麻木,头晕目眩,舌质暗淡,舌苔薄白或白腻,脉弦滑。

(2)治法:活血化瘀,化痰通络。

2.肝阳暴亢,风火上扰

(1)症状:半身不遂,偏身麻木,舌强言謇或不语,或口舌㖞斜,眩晕头痛,面红目赤,口苦咽干,心烦易怒,尿赤便干,舌质红或红绛,脉弦有力。

(2)治法:平肝息风,清热活血,补益肝肾。

3.痰热府实,风痰上扰

(1)症状:半身不遂,口舌㖞斜,言语謇涩或不语,偏身麻木,腹胀便干便秘,头晕目眩,咯痰或痰多,舌质暗红或暗淡,苔黄或黄腻,脉弦滑或偏瘫侧脉弦滑而大。

(2)治法:通腑化痰。

4.气虚血瘀

(1)症状:半身不遂,口舌㖞斜,口角流涎,言语謇涩或不语,偏身麻木,面色㿠白,气短乏力,自汗,心悸,便溏,舌质暗淡,舌苔薄白或白腻,脉沉细、细缓或细弦。

(2)治法:益气活血,扶正祛邪。

5.阴虚风动

(1)症状:半身不遂,口舌㖞斜,舌强言謇或不语,偏身麻木,烦躁失眠,眩晕耳鸣,手足心热,舌质红绛或暗红,少苔或无苔,脉细弦或细弦数。

(2)治法:滋养肝肾,潜阳息风。

(二)中脏腑

1.痰热内闭清窍(阳闭)

(1)症状:起病骤急,神昏或昏愦,半身不遂,鼻鼾痰鸣,肢体强痉拘急,项背身热,躁扰不宁,甚则手足厥冷,频繁抽搐,偶见呕血,舌质红绛,舌苔黄腻或干腻,脉弦滑数。

(2)治法:清热化痰,醒神开窍。

2.痰湿蒙塞心神(阴闭)

(1)症状:素体阳虚,湿痰内蕴。突发神昏,半身不遂,肢体松懈,瘫软不温,甚则四肢逆冷,面白唇暗,痰涎壅盛,舌质暗淡,舌苔白腻,脉沉滑或沉缓。

(2)治法:温阳化痰,醒神开窍。

3.元气败脱,神明散乱(脱证)

(1)症状:突然神昏或昏愦,肢体瘫软,肢冷汗多,重则周身湿冷,二便失禁,舌痿,舌质紫暗,苔白腻,脉沉缓、沉微。

(2)治法:益气回阳固脱。

六、针灸疗法

(一)毫针刺法

1.治法一

(1)取穴:以手厥阴心包经、督脉经穴为主,内关、水沟。

(2)辨证配穴:闭证加十二井穴、太冲、合谷;脱证加关元、气海、神阙。

(3)操作方法:内关、太冲、合谷毫针泻法;水沟用雀啄法,以眼球湿润为佳;十二井穴用三棱针点刺出血;关元、气海用大艾炷灸法;神阙用隔盐灸法。适用于中脏腑。

2.治法二

(1)取穴:主方以阴经、督脉、足太阳经为主。主方一内关、水沟、三阴交、极泉、尺泽、委中;主方二内关、上星、百会、印堂、风池、完骨、天柱。在急性期以选用主方一为主,在后遗症期根据患者情况两组主方可同时、交替或以主方二为主进行治疗。

(2)辨证配穴:口眼㖞斜者,加风池、太阳、下关、地仓透颊车、健侧合谷,局部阿是穴;复视者,加风池、天柱、睛明、太阳;失语者,加上星透百会、风池、金津、玉液、通里、天柱、廉泉、金津、玉液点刺放血;吞咽障碍者,加内关、人中、风池、廉泉、天突;肩关节痛者,肩髎、肩髃、肩前、肩贞、肩中俞、肩外俞;上肢不遂者,加极泉、尺泽、肩髃、曲池、合谷、外关、八邪;下肢不遂者,加委中、阳陵泉、足三里、三阴交、太冲、昆仑;足内翻者,加解溪、丘墟透照海、昆仑、筑宾;足外翻者,加太溪、中封;指(趾)活动不利者,加合谷、太冲、八邪、八风;便秘者,加丰隆、左水道、左归来、左外水道、左外归来;癃闭者,加秩边透水道、曲骨;小便淋漓者,加关元、气海、太溪。肝阳暴亢者,加太冲、太溪。风痰阻络者,加丰隆、合谷;痰热腑实者,加曲池、内庭、丰隆;气虚血瘀者,加足三里、气海;阴虚风动者,加太溪、风池。

（3）操作方法:三阴交用提插补法使患侧下肢抽动 3 次;极泉、尺泽、委中用提插泻法,患肢抽动 3 次为度。

3.治法三

（1）取穴:患侧攒竹、丝竹空、地仓、颊车、四白、阳白、下关,对侧合谷。

（2）辨证配穴:头痛取太阳;眼睑闭合不全取睛明、瞳子髎、鱼腰、球后;鼻唇沟变浅取迎香;人中沟歪斜取水沟;颏唇沟歪斜取承浆;示齿不能取巨髎;听力过敏取听宫、听会;乳突区压痛取翳风、完骨;舌前 2/3 味觉丧失取廉泉。风寒袭络证取风池、列缺;风热袭络证取曲池、风池、外关、大椎;风痰阻络证取风池、丰隆、廉泉。

（3）操作方法:患者取仰卧位或坐位,选用 1～1.5 寸一次性无菌针灸针,穴位常规消毒,面部穴位浅刺,平补平泻,手法不宜过重;肢体远端腧穴行泻法,捻转得气后,留针 30 分钟。留针过程中行针 2 次,行针时间为 10～15 秒,取针后按压针孔以防出血。建议每周 5 次,10 次为 1 个疗程。

4.治法四

（1）取穴:上肢瘫痪取肩髃、肩髎、曲池、手三里、外关、合谷、内关。下肢瘫痪取环跳、风市、委中、阳陵泉、足三里、悬钟、昆仑、三阴交、太冲。口眼㖞斜取地仓、颊车、下关、迎香。吞咽困难、失语取廉泉、风池、合谷、丰隆。

（2）操作方法:每次选用 4～6 穴,以轻或中等刺激,留针 20～30 分钟。可间歇行针。虚寒者可加用温针灸,一般每天或隔天 1 次,10 次为 1 个疗程。

(二)三棱针疗法

（1）取穴:耳尖(患侧或双侧)、太阳、翳风、大椎、内颊车穴或面部浮络颜色异常处。

（2）操作方法:急性期风热袭络证的患者可采用放血疗法。每次取 1～2 处,常规消毒,用三棱针(或一次性注射器针头)在上述穴位等处点刺放血,必要时加以拔罐约 10 分钟,出血量 5～10 mL。建议隔天 1 次,10 次为 1 个疗程。

(三)耳针疗法

（1）取穴:皮质下、脑点、肝、三焦、心,相应的肢体、腰骶椎。

（2）操作方法:每次选 4～5 穴,急性期毫针用中、重度刺激,可加用电针,留针 30 分钟至 1 小时,每天 1 次。或以耳尖点刺放血。中经络及后遗症期用王不留行籽按压以上耳穴,隔天 1 次,10 次为 1 个疗程。

(四)头针疗法

1.治法一

(1)取穴:根据病变的部位选择对侧顶颞后斜线、顶颞前斜线、颞前线。

(2)操作方法:用 1.5 寸或 2 寸长毫针,刺入帽状腱膜后,快速捻针 1 分钟后,加用电针,中等或较强刺激,留针 20～30 分钟。可在捻针同时要求患者做功能活动。隔天 1 次,5 次为 1 个疗程。适用于中经络或后遗症期。

2.治法二

(1)取穴:①顶颞前斜线,位于头顶部侧面,头部经外奇穴前神聪(百会前 1 寸,又名前顶)与颞部胆经悬厘之间的连线上。②顶旁 1 线,位于头顶部,督脉旁 1.5 寸,从膀胱经通天穴向后引一条长 1.5 寸的线,属足太阳膀胱经。③顶旁 2 线,在顶中线旁 2.25 寸,从正营沿经络向后,长 1.5 寸。

(2)操作方法:采用毫针,平刺入头皮下,快速捻转,每次 2～3 分钟,每次留针 30 分钟,留针期间反复捻转 2～3 次。行针后鼓励患者活动肢体。

(五)电针疗法

1.治法一

(1)取穴:参照毫针刺法。

(2)操作方法:每次选 3～4 对腧穴,行针得气后,接上电针仪上的电极,病情轻者可用疏密波,病情重者可用连续波,强度以患者能耐受为宜。留针 20 分钟。一般每天或隔天 1 次,5～10 次为 1 个疗程。

2.治法二

(1)取穴:患侧地仓、颊车为一组,下关、牵正为一组。

(2)操作方法:在针刺基础上接电针治疗仪,可选等,选疏密波、断续波,根据患者耐受情况调整刺激强度,急性期不宜强刺激,刺激 15～20 分钟。建议每周 5 次,10 次为 1 个疗程。

(六)穴位注射疗法

操作方法:将 2 mL 的 2% 利多卡因、15 mg 的正清风痛宁注射液用生理盐水稀释至 10 mL,对患者患侧星状神经节进行定点注射。将 1.6 mL 的 2% 利多卡因、25 mg 正清风痛宁注射液混合液注射在患者肩关节腔内,每天 1 次,疗程为 10～15 天。

（七）穴位埋线疗法

（1）取穴：肩俞，外关，曲池，环跳，足三里，阳陵泉，太冲。

（2）操作方法：常规消毒局部皮肤，镊取一段长 1～2 cm 已消毒的羊肠线，放置在埋线针管内的前端，后接针芯，左手拇示指细紧或捏起进针部位皮肤，右手持针，刺入所需的深度，当出现针感后，边推针芯，边退针管，将羊肠线埋植在穴位内，针孔处覆盖消毒纱布。15～20 天埋线 1 次，3 次为 1 个疗程，每个疗程间隔 1 个月。

（八）灸法治疗

1.治法一

（1）取穴：神阙穴。

（2）操作方法：先用凡士林涂脐中，再用细盐填满脐中，上置大艾炷灸之，灸 3～5 壮，1 个月为 1 个疗程。

2.治法二

（1）取穴：天窗，百会，关元，气海，神阙，肢体局部腧穴。

（2）操作方法：可用艾灸法，灸 3～5 壮，20 次为 1 个疗程。

3.治法三

（1）取穴：牵正、地仓、颊车、阳白。

（2）操作方法：主要采用隔姜灸，适用于风寒袭络证和风痰阻络证。每次3～4 穴，每穴灸 3 壮。建议每周 5 次，10 次为 1 个疗程。

（九）拔罐疗法

（1）取穴：偏瘫肢体的穴位、经络线，膀胱经腧穴。

（2）操作方法：一般常在偏瘫肢体的穴位上先点刺出血，再拔罐，可使瘀血得以排出，起到活血化瘀、疏通经络的作用。另外，也有人用走罐法，在偏瘫肢体的经络线上进行走罐，或在背部膀胱经上有关的腧穴上拔罐，以疏通经络，促进偏瘫肢体的恢复。

七、预防与调护

脑卒中是临床常见的、多发的内科急症之一，且复发率高。本病的发生常为多种致病因素长期作用的结果，发病前常有诱发因素，因此预防本病的发生具有重要意义。预防本病要从以下几个方面入手。

（1）加强体育锻炼，强壮正气"正气存内，邪不可干"。平时宜生活规律，起居有常,饮食有节,忌食肥甘厚味、辛香炙烤之物,调畅情志,保持心情舒畅,适当增减衣服,防止外感,并结合个人情况,经常进行太极拳、内养功等锻炼,以增强体质。

(2)心理调治经常保持心情愉快,增强战胜各种困难的决心和信心毅力,适当参加各种有益身心健康的文娱活动等。

(3)急性期患者宜卧床。痰涎壅盛、频繁呕吐者,使其取侧卧位,并可拍患者后背,帮助排痰,必要时吸痰。

(4)伴有抽搐者,宜加床栏,以防其坠床,以咬牙垫防舌咬伤,床单宜平整。需密切观察病情,重点观察神志、瞳神、气息、脉象、血压等情况。

(5)昏迷者宜记 24 小时出入量;若体温超过 39 ℃可用物理法降温,并警惕抽搐、呃逆、呕血及脱等变证的发生,做好抢救准备。

(6)对昏迷 3 天以上,病情稳定者,可鼻饲混合奶、蔬菜汁等保证一定的营养供给。保持呼吸道通畅,防止肺部、口腔、皮肤、会阴、眼部等感染。

(7)神志清醒的患者首先应安定情绪,增强战胜疾病的信心,其次应尽早地进行主动和被动的肢体语言等功能的康复训练,从日常生活的必需动作开始,循序渐进,持之以恒。饮食宜清淡而富有营养为宜,忌辛辣、油腻,起居有常,劳逸结合,并视情况可配合气功、太极拳等锻炼,以防复中。

第三节 失 眠

一、概述

失眠是指经常不能获得正常的睡眠。其表现不一,轻者入寐困难,或寐而不酣,时寐时醒,醒后不能再寐,严重者可整夜不能入寐。在中医文献中,有称"不寐"或"不得卧",或"不得眠"以及"目不瞑"等。本病常兼见头晕、头痛、心悸、健忘,以及心神不安等症。失眠多见于现代医学的神经官能症、更年期综合征等。

二、病因、病机

(一)病因

1.饮食不节

暴饮暴食,宿食停滞,脾胃受损,酿生痰热,壅遏于中,痰热上扰,胃气失和,而不得安寐。此外,浓茶、咖啡、酒类等刺激性饮品亦可造成不寐。

2.情志失常

情志不遂,郁怒伤肝,肝气郁结,气郁化火,邪火扰动心神,神不安而不寐,或由五志过极,心火内炽,扰动心神而不寐,或由喜笑无度,心气涣散而不寐,或由心虚胆怯,暴受惊恐,神魂不安,夜不能寐。

3.劳逸失调

劳倦太过则伤脾,过逸少动亦致脾虚气弱,运化不健,气血生化乏源,以致心神失养而不寐。或因思虑过度,伤及心脾,心伤则阴血暗耗,神不守舍;脾伤则食少纳呆,生化之源不足,营血亏虚,不能上奉于心,致心神不安。

4.病后体虚

久病血虚,年迈血少,心血不足,心失所养,心神不安而不寐。亦可因年迈体虚,阴阳亏虚而致不寐。或由素体阴虚,兼因房劳过度,肾阴耗伤,阴衰于下,不能上奉于心,水火不济,心火独亢,火盛神动,心肾失交而不寐。

(二)病机

1.基本病机

阳盛阴衰,阴阳失交。一为阴虚不能纳阳,一为阳盛不得入于阴。

2.病位

主要在心,与肝(胆)、脾(胃)、肾密切相关。

(1)心:心主神明,神安则寐,神不安则不寐。

(2)肝胆:肝郁化火,心神被扰,或心虚胆怯,神魂不安,均可致不寐。

(3)脾胃:为后天之本,气血生化之源,脾胃健则水谷之精微充,气血充足,神得所养;脾胃虚弱,运化失职,则气血不足,神失所养,心神不安;暴饮暴食,食积胃脘,胃气不和,也致失眠。

(4)肾:肾阴亏虚,水火不济,心肾不交,君相火旺,心神不安则不寐。

三、临床表现

失眠的主要临床表现有入睡困难、睡眠时间减少、睡眠质量差、日间功能损害等。不同类型失眠的临床表现也有所差异。

(一)慢性失眠障碍

慢性失眠障碍的临床基本特征是频繁、持续的睡眠起始或维持困难,导致患者对睡眠不满意,且持续时间超过 3 个月。除存在失眠的主诉,还伴随因睡眠质量不佳导致苦恼和/或引起家庭、社会、职业、学业或其他重要功能受损。尽管每晚有足够的睡眠机会和适宜环境去睡眠,患者仍出现睡眠紊乱及相关清醒状态时的症状。慢性失眠障碍可单独出现,也可与精神障碍、内科疾病或物质滥用等情况并存。

1.睡眠起始困难或睡眠维持困难

睡眠维持困难可表现为夜间醒后难以再次入睡,或者在期望起床时间之前醒来。慢性失眠障碍患者可以仅有睡眠起始困难,或仅有睡眠维持困难,不过更常见的是二者同时存在。随时间推移,睡眠维持困难可能发展为睡眠起始困难,反之亦然。最初同时存在两种症状的患者在一段时间后,症状可能仅存其中之一。需要注意的是,与睡眠起始和睡眠维持相关的其他主诉还有睡眠质量差、醒后无清爽感和非恢复性睡眠,如果只存在这些睡眠相关主诉,而无失眠症状,则不能诊断为失眠障碍。

2.日间功能损害

慢性失眠患者还存在白天幸福感减少,伴有周身不适、过度关注睡眠问题、对睡眠问题的担忧等临床表现,这些症状可在日间持续存在,并随就寝时间的临近而加强。慢性失眠患者通常有意识地强迫自己入睡,但仍然难以入睡,从而可能引发焦虑。某些慢性失眠障碍患者在周围环境干扰或刻意努力入睡时会出现条件性觉醒反应。此类患者在离开卧室不刻意睡眠时,会轻松地入睡,然而一旦回到卧室,就出现认知和生理性觉醒。

(二)短期失眠障碍

短期失眠障碍的临床特征是短期内的睡眠起始或维持困难,导致患者对睡眠不满,持续时间不超过3个月。除睡眠问题的主诉外,还伴随因睡眠不佳导致日间苦恼和/或引起家庭、社会、职业、学业或其他重要功能受损。尽管每晚有足够的睡眠机会和适宜环境去睡眠,患者仍出现睡眠紊乱及相关清醒状态时的症状。短期失眠障碍可单独出现,也可与精神障碍、内科疾病或物质使用等情况并存。有时,失眠也可间断性发作,此类常常与白天应激事件的发生有关。当失眠是由应激事件引起时,如亲人离世,重大疾病,或离婚,则相应的特征还可能包括与特定应激相关的焦虑、担忧、沉思、伤心或抑郁。如使用乙醇、毒品或私自用药,也可表现出与之相关的附加症状。

(三)其他失眠障碍

此类睡眠障碍是指存在睡眠起始困难和/或睡眠维持困难的失眠障碍症状,但不符合慢性失眠障碍或短期失眠障碍的诊断标准。某些情况下,当需要更多诊断依据才能诊断慢性失眠障碍或短期失眠障碍的诊断时,可临时使用这一诊断。

(四)孤立症状和正常变异

1.卧床时间过多

卧床时间过多的患者表现为孤立的失眠症状如睡眠潜伏时间延长或夜间清醒时间较长,但不伴有日间功能损害症状或不抱怨失眠。对于儿童,此类情况可能在父母或照护者对孩子睡眠需求的期待不适当时,每晚习惯给孩子分配过度的床上活动时间。对于成年人,此类模式常见于那些无主诉的人群,他们的习惯卧床时间显著长于所需睡眠时间。例如,退休者或无业者可能会每晚花费更多的时间在床上,但延长的清醒期并不使他们烦恼。目前,流行病学和试验性研究并不能确定不良健康结果是否与主观睡眠困难/不满和客观睡眠持续时间、睡眠潜伏时间、睡眠连续性之间有强关联。

2.短睡眠者

有些人常规每晚平均睡眠时间少于 6 小时,但没有睡眠/觉醒主诉。如果他们没有睡眠困难和明显日间功能失调的主诉,则被认为是正常短睡眠者。这类人群相对平均较少的睡眠时间并不是由于长期刻意的睡眠限制,如睡眠不足综合征所致,而是一种睡眠需求少的本质特征。长期短睡眠的临床意义和其亚型分类尚无定论。一些研究发现,短睡眠与代谢、心血管和其他形式的躯体疾病有关。不同原因造成的睡眠时间短,可能有不同的病理生理机制。目前,对于睡眠时间每晚少于 6 小时的人群,除非他们符合任何一种失眠障碍亚型的诊断标准,否则都不能诊断为失眠障碍。

(五)矛盾性失眠

又称为睡眠状态感知错误,患者诉说的睡眠紊乱的严重程度与客观检查记录的睡眠紊乱程度不一致。这种类型的失眠患者有严重低估自己的实际睡眠时间的倾向。实质上,他们将许多实际的睡眠时间感知成清醒。尽管标准多导睡眠监测显示患者睡眠结构大致正常,但仍然抱怨存在其他类型失眠障碍常见的睡眠/觉醒症状。一些应用神经成像或睡眠脑电图光谱分析技术的研究提示患者睡眠/觉醒调控系统有改变,该发现可能解释主观睡眠感觉和客观睡眠检查不一致的原因。

四、鉴别诊断

(一)不寐与停饮

不寐与痰饮中之停饮证都可见难以入睡的症状。但不寐是以难以入睡为主症,且能平卧,临床以虚证多见。而停饮证是痰饮停于胸胁,脉络受阻,饮邪迫肺,肺气上逆,而致咳喘不得平卧,并非难以入睡,多见于实证。

(二)不寐与胸痹

不寐以阴血不足,不能奉养脑心,而致不寐为主症,兼见心烦、头晕。而胸痹是气血瘀阻,胸阳不宣所致,临床上以胸闷心痛、心悸盗汗为主症,心烦失眠为兼症。

(三)不寐与烦躁

二者均有烦躁和不寐的症状,但不寐是由心阴不足,阴虚内热,虚热内扰神明所致,以失眠为主症,兼有心烦或虚烦不安。而烦躁多因邪热壅盛,灼伤心阴,即心中烦不得卧,以烦躁为主症,兼见失眠。

(四)不寐与脏躁

二者共症均为难以入睡。但不寐则是因内伤阴血不足,阳盛阴衰,心肾不交,故难以入睡为主症,心烦不安为兼症。而脏躁则是多因素影响,郁久伤心,或胎前产后精(阴)血亏虚,神明失养,神躁不宁,其主症为烦躁不安、哭笑无常(或喜怒不定),兼有夜寐不安、难以入睡。

(五)不寐与头痛

不寐在阴虚肝旺证中出现头痛与肝阳上亢所致头痛病症相类似。但不寐是因肝阴不足,肝阳上扰脑窍,以失眠为主症,兼有头痛、心烦易怒。而头痛病是由肝阳上亢,循经上扰清窍,以头痛为主症,兼有心烦失眠。

五、辨证论治

(一)心脾两虚证

(1)症状:患者不易入睡,或睡中多梦易醒,醒后再难入睡,或兼见心悸、心慌、神疲、乏力、口淡无味,或食后腹胀,不思饮食,面色萎黄。舌质淡,舌苔薄白,脉缓弱。由于心脾两虚,营血不足,不能奉养心神,致使心神不安,故失眠、多梦、醒后不易入睡;血虚不能上荣于面,所以面色少华而萎黄;心悸、心慌、神疲、乏力均为气血不足之象;脾气虚则饮食无味,脾不健运则食后腹胀,胃气虚弱则不思饮食,或饮食减少;舌淡,脉缓弱,均为气虚、血少之象。

(2)治法:补益心脾,养心安神。

(二)阴虚火旺证

(1)症状:心烦,失眠,入睡困难,同时兼有手足心发热,盗汗,口渴,咽干,或口舌糜烂。舌质红,或仅舌尖红,少苔,脉细数。心阴不足,阴虚生内热,心神为热所扰,所以心烦、失眠、手足心发热;阴虚津液不能内守,所以盗汗;心阴不足,则虚火上炎,所以口渴、咽干、口舌糜烂;舌质红,脉细数,为阴虚火旺之征,舌尖红为心火炽。

(2)治法:滋阴降火,清心安神。

(三)心肾不交证

(1)症状:心烦不寐,头晕耳鸣,烦热盗汗,咽干,精神萎靡,健忘,腰膝酸软;男子滑精阳痿,女子月经不调。舌尖红,苔少,脉细数。心主火在上,肾主水在下,在正常情况下,心火下降,肾水上升,水火既济,得以维持人体水火、阴阳之平衡。水亏于下,火炎于上,水不得上济,火不得下降,心肾无以交通,故心烦不寐;盗汗,咽干,舌红,脉数,头晕耳鸣,腰膝酸软,均为肾精亏损之象。

(2)治法:交通心肾。

(四)肝郁血虚证

(1)症状:难以入寐,即使入寐,也多梦易惊,或胸胁胀满,善太息,平时性情急躁易怒。舌红,苔白或黄,脉弦数。郁怒伤肝,肝气郁结,郁而化热,郁热内扰,魂不守舍,所以不能入寐,或通宵不眠,即使入睡也多梦易惊;肝失疏泄,则胸胁胀满,急躁易怒,善太息。舌红苔黄、脉弦数为肝郁化火之象。

(2)治法:疏肝养血安神。

(五)心虚胆怯证

(1)症状:虚烦不得眠,入睡后又易惊醒,终日惕惕,心神不安,胆怯恐惧,遇事易惊,并有心悸、气短、自汗等症状。舌质正常或淡,脉弦细。心气虚则心神不安,终日惕惕,虚烦不眠,眠后易惊醒,心悸、气短、自汗;胆气虚则遇事易惊,胆怯恐惧;舌质淡,脉弦细,为心胆气虚、血虚的表现。

(2)治法:益气镇惊,安神定志。

(六)痰火内扰证

(1)症状:失眠,心烦,口苦,目眩,头重,胸闷,恶心,嗳气,痰多。舌质偏红,舌苔黄腻,脉滑数。肝胆之经有热、有痰,则口苦、目眩;痰火内盛,扰乱心神,所以心烦、失眠;痰瘀郁阻气机,所以头重、胸闷、恶心、嗳气;舌质红,舌苔黄腻,脉滑数,为痰热之象。

(2)治法:化痰清热,养心安神。

(七)胃气不和证

(1)症状:失眠兼食滞不化的症状,如脘腹胀满或胀痛,时有恶心或呕吐,嗳腐吞酸,大便异臭,或便秘,腹痛。舌苔黄腻或黄燥,脉弦滑或滑数。饮食不节,胃有食滞未化,胃气不和,升降失常,故脘腹胀痛、恶心、呕吐、嗳腐、吞酸以致不能安睡,即所谓"胃不和则卧不安";热结大肠,大便秘结,气不通,所以腹胀、腹痛;舌苔黄腻或黄燥,脉弦滑或滑数,均是胃肠积热的表现。

(2)治法:和胃化滞。

六、针灸治疗

(一)毫针刺法

1.治法一

(1)取穴:行间,风池,神门,安眠。

(2)操作方法:行间施捻转提插泻法,风池施捻转提插泻法,神门施捻转泻法,安眠施捻转泻法,各穴运针 0.5～1 分钟后,留针 20～30 分钟。适用于肝火扰心。

2.治法二

(1)取穴:脾俞,足三里,神门,安眠。

(2)操作方法:脾俞施捻转补法,足三里施捻转提插平补平泻法,神门、安眠均施捻转平补平泻法,后三穴留针 20～30 分钟。适用于胃气失和。

3.治法三

(1)取穴:脾俞,肾俞,三阴交,神门。

(2)操作方法:脾俞、肾俞施捻转提插补法,三阴交施捻转补法,神门施捻转补法,背俞穴运行 1 分钟出针,可温和灸 10～20 分钟,后二穴留针 20～30 分钟。适用于心脾两虚。

4.治法四

(1)取穴:肾俞,太溪,神门,安眠。

(2)操作方法:肾俞施捻转补法,或加温和灸,神门、太溪、安眠均施捻转补法,留针 20～30 分钟。适用于心肾不交。

5.治法五

（1）取穴：百会,神庭。

（2）操作方法：二穴均用毫针沿皮下向前透刺5～8毫米,施捻转的补法1～2分钟,留针5～14分钟。

6.治法六

（1）取穴：四神聪、神门、三阴交。

（2）辨证配穴：心脾两虚配心俞、脾俞,心肾不交配心俞、肾俞、太溪,心胆气虚配心俞、胆俞,肝阳上亢配太冲,脾胃不和配足三里。

（3）操作方法：留针30分钟,每天1次,10次为1个疗程。

7.治法七

（1）取穴：神门。

（2）操作方法：用1～1.5寸毫针,捻转行针1～2分钟,使患者感觉双臂酸沉、全身疲乏、有嗜睡之意为度,此时可不起针,保持室内安静,患者即可入睡。

8.治法八

（1）取穴：安眠穴。

（2）操作方法：进针1.5～2寸,左右捻转不提插,使针感达同侧枕部、项部和颞部,1天1次,10次为1个疗程。

9.治法九

（1）取穴：神庭。

（2）操作：用抽气法。在向外抽提时,要保证力度和速度,但每次间隔时间宜长,其频率由每分钟10次,渐渐减至每分钟2次,运针时间不少于15分钟,留针24小时。同时,配合导引吐纳,术者要平心静气;患者端坐,闭目养神,全身放松,意守丹田,胸式呼吸。

10.治法十

（1）取穴：三阴交。

（2）操作：患者取卧位,选准穴位,穴位皮肤常规消毒后,用3寸毫针垂直刺入,进针2～2.5寸深。平补平泻手法,留针30分钟,每5分钟行针1次。针刺时,要求有酸沉、麻木、胀痛等针感。起针后,用干棉球压迫针孔片刻,防止出血。

（二）三棱针疗法

（1）取穴：耳尖穴。

（2）操作方法：用三棱针点刺出血,每周1次,10次为1个疗程。血虚、心气虚、脾肾虚者不适宜行该疗法。

（三）皮肤针疗法

1.治法一

（1）取穴：心肾不交者，取心俞、肾俞、神门、太溪、巨阙、神堂、三阴交、夹脊穴（3～6椎，13～21椎）为主穴。

（2）辨证配穴：京门、大钟、大陵、魂门、郄门、通里、厥阴俞等穴。肝胆火旺者，取肝俞、胆俞、太冲、期门、内庭、厥阴俞、外关、身柱、夹脊穴（5～10椎，13～21椎）；丘墟、日月、内关、三焦俞、风池、行间。

（3）操作方法：以皮肤针轻叩穴位，使局部皮肤潮红即可，每天或隔天1次。

2.治法二

（1）取穴：四神聪。

（2）操作方法：患者正坐，闭目养神，思想放松，意守丹田。先将穴位皮肤、梅花针常规消毒，然后用中等刺激，垂直叩打穴位。每天针1次，每次20分钟，隔天1次。

（四）耳针疗法

1.治法一

（1）取穴：心，肾，脑，皮质下，神门，枕。

（2）操作方法：每次取3～4个穴，交替使用。适用于心胆气虚。

2.治法二

（1）取穴：神门、心、皮质下、垂前。

（2）辨证配穴：心脾两虚配脾、小肠，心肾不交配肾，心胆气虚配胆，肝阳上亢配肝、三焦，脾胃不和配胃、肝，痰热内扰配耳背、心、脾。

（3）操作方法：将王不留行贴附于0.6 cm×0.6 cm大小胶布中央，用镊子夹住贴敷在选用的耳穴上，嘱患者每天自行按压3～5次，每次3～5分钟，使之产生酸麻胀痛感，3～5天更换1次，双耳交替施治，5次为1个疗程。

3.治法三

（1）取穴：神门。

（2）操作方法：先用探针在三角窝、对耳轮上、下脚的分歧处找敏感点，找好做一记号，常规消毒，将已消毒好的皮内针，用镊子钳住直刺入穴内，轻轻揉按，使耳壳感到酸麻，外用橡皮胶布将皮内针固定。留针2～3天，留针期间每天用手指按压皮内针2～3次，每次1～2分钟，以加强刺激，提高疗效。

4.治法四

（1）取穴：神门、心、脾、肾、脑、下脚端等穴。

(2)操作方法:每次取 2～3 穴,捻转予中强刺激,留针 20 分钟。

(五)头针疗法

1.治法一

(1)取穴:头三角。

(2)操作:由双眼内眦直上与发际相交处取两点,再向上沿头顶正中取一点,使三点呈一等边三角形。患者取坐位,定好头三角穴后,常规消毒。沿头皮与颅骨骨膜间快速进针 1 cm(慢进针加重疼痛),稍稍捻转,留针 1 小时左右,中间捻针 2～3 次。出针时用消毒棉球轻压片刻,以防出血。

2.治法二

(1)取穴:头三针穴。

(2)操作:选定穴位后,用 0.5 寸的毫针采用飞针直刺法进针,深度必须达到骨膜。这种针刺法刺激范围小,应力求部位准确,扎针后不捻针,中间不催针,留针时间不得少于 30 分钟。留针期间患者安静休息,闭目养神,起针后用消毒干棉球按压针孔。每天 1 次,6 天为 1 个疗程,休息 1 天,继续第 2 个疗程。

(六)电针疗法

(1)取穴:百会,印堂,三阴交。

(2)操作方法:针后通以脉冲电流,用连续波刺激半小时。

(七)穴位注射疗法

(1)取穴:阿是穴。

(2)操作方法:取长效维生素 B_1 和维生素 B_{12} 注射液各 1 支,共 3 mL,用 6 号针头 5 mL 注射器抽取药液。在压痛点处局部常规消毒,将针推入皮下,行提插手法,待其胀感明显时,回抽无血液方可将药液推注。隔天 1 次。

(八)穴位埋线疗法

(1)取穴:肾俞透三焦俞、安眠、大椎、足三里。

(2)操作方法:依法埋入羊肠线,间隔 20～30 天可以埋第二次,两组分别交替使用。

(九)灸法治疗

(1)取穴:百会,涌泉,足三里。

(2)操作方法:可用艾条灸法,早上灸百会,临睡灸足三里、涌泉,可促进睡眠,但对肝阳上亢者,不宜灸百会。

七、预防与调护

（1）不寐的预后，一般较好，但因病情不一，预后亦各异。病程短，病情简单者，治疗收效较快；病程较长，病情复杂者，治疗难以速效。且病因不除或治疗不当，易产生情志病变，使病情更加复杂，治疗难度增加。

（2）重视精神调摄，在日常生活中积极进行心理情志的调整，避免过度的紧张、兴奋、愤怒、焦虑等不良情绪，保持精神舒畅，特别是病程较长的时候，更要注意避免引发情志病变。

（3）建立有规律的作息制度，定时就寝，从事适当的体育锻炼，增强体质。

（4）睡前不过度饮食，不饮用浓茶、咖啡等刺激性饮料，避免从事紧张和兴奋的工作。

第四节 面肌痉挛

一、概述

面肌痉挛是以口、眼向一侧㖞斜为主要临床表现的一种病症，又称为面瘫。本病发病突然，以一侧面部受累为多。现代医学的周围性面神经麻痹，出现面瘫的临床表现时，有人认为是因面神经通路上受到某些病理刺激或面神经病理变化处纤维短路异常兴奋；少数见于面神经炎的后期，常因过多过强的局部刺激所致。

中医学称本病为"面风"，认为其多因外感风寒，阻滞经络，不得疏泄，使气血运行不畅，筋脉不利而拘急，或因肝血亏损，血虚生风，肝阴不足，筋脉失养所致。本病发病缓慢，开始表现为眼轮匝肌轻微地跳动，以极缓慢的速度扩散至半侧面部，呈阵发性、痉挛性发作，每次抽搐持续数秒至数分钟，程度不等，不能自行控制。每因工作疲劳，精神紧张，过度刺激而诱发。入睡时停止，多为一侧。

二、病因、病机

本病多由正气不足，脉络空虚，卫外不固，风邪乘虚入中面部经络，导致气血痹阻，面部经络失于濡养，以致肌肉纵缓不收而发。

（一）风邪阻络

风邪乘虚入中面部经络，致气血痹阻，经筋功能失调，筋肉失于约束、发为面瘫。风邪入侵,又常有夹寒、夹热、夹痰之别。

(二)气血不足

病程日久,气血不足,经络不充,面部筋肉失用。面瘫之病位在于面部经络。手、足阳经均上头面部,当病邪阻滞面部经络,尤其是手太阳和足阳明经筋功能失调,可导致面瘫的发生。本病多由劳作过度,机体正气不足,卫外不固,络脉空虚,风寒风热之邪,乘虚侵袭面部经络,以致气血瘀阻,经筋功能失调,肌肉纵缓不收而成。面瘫包括眼部和口颊部筋肉症状,由于足太阳经筋为"目上冈",足阳明经筋为"目下冈",故眼睑不能闭合责之于足太阳和足阳明经筋功能失调;口颊部主要为手太阳和手、足阳明经筋所主,因此,口歪主要是该 3 条经筋功能失调所致。

三、临床表现

(一)周围性面瘫

周围性面瘫表现为病灶对侧下部面肌瘫痪,即鼻唇沟变浅、口角轻度下垂,而上部面肌(额肌、眼轮匝肌)不受累。

(二)中枢性面瘫

中枢性面瘫表现为病灶对侧上下部面肌瘫痪,即患侧额纹变浅或消失,眼裂变大,鼻唇沟变浅,口角下垂,口角偏向健侧。吹哨、露齿、皱额、皱眉、鼓腮等动作不能,闭眼不能。

四、鉴别诊断

(一)吉兰-巴雷综合征

吉兰-巴雷综合征多为双侧周围性面瘫,伴对称性四肢迟缓性瘫和感觉障碍,脑脊液检查有特征性的蛋白-细胞分离。

(二)莱姆病

莱姆病多为单侧或者双侧面神经麻痹,常伴发热、皮肤游走性红斑,常可累及其他颅神经。

(三)糖尿病性神经病变

糖尿病性神经病变常伴其他脑神经麻痹,以动眼神经、展神经及面神经麻痹居多,可单独发生。

五、辨证论治

因机体正气不足,脉络空虚,卫外不固,风寒乘虚侵袭面部经络,致气血运行痹阻,经筋功能失调,筋肉失于约束,出现面瘫;或因病程严重或失治误治,其病日久不愈,正气亏虚,不能行血,经络瘀阻,致气虚血擦,面部筋脉肌肉长期失于濡养,弛缓不收,致面瘫逾期不愈。

(一)风寒袭络证

(1)症状:突然口眼㖞斜,面紧拘急,僵滞不舒,或瞬目流泪,畏风无汗,或耳后疼痛,多有受凉吹风经过,舌淡红苔薄白,脉浮紧或浮缓。

(2)治法:祛风散寒,通络和营。

(二)风热犯表证

(1)症状:突然口眼㖞斜,面部松弛无力,有耳内疱疹,或耳后乳突疼痛、压痛,或咽喉疼痛,或见耳鸣,舌木无味,舌红苔薄黄,脉浮滑或浮数。

(2)治法:祛风清热,活血通络。

(三)风痰阻络证

(1)症状:口角㖞斜日久不愈,说话或笑时口歪明显,眼闭不实或迎风溢泪,或面部板滞抽动,日久口角歪向患侧,舌红或舌暗红,苔薄白,脉弦细。

(2)治法:祛风化痰,通络止痉。

(四)气虚血瘀证

(1)症状:口角㖞斜3个月之上,闭眼无力及漏白,患侧面肌虚胀无力,患侧口颊仍然少许留食物或漏水,舌淡红,苔薄白,脉沉细弱。

(2)治法:益气活血,通络止痉。

六、针灸疗法

(一)毫针刺法

1.治法一

(1)取穴:阿是穴。

(2)操作方法:令患者取仰卧或侧卧位,暴露患侧乳突区,常规消毒,铺无菌巾,术者戴手套。用4 cm长的7号针,少数体胖者可用5 cm的小儿腰穿针,验明乳突尖,在其前缘稍下约5 cm处进行局麻,继向乳突根部前缘刺入。刺入深度约2.5~4.0 cm,刺中神经干时患者感到轻微疼痛,同时可观察到面肌抽搐,继而出现面瘫,即证明刺中,可留针观察。如抽搐又发,可以再刺。

2.治法二

(1)取穴:风池、合谷、四白、颧髎、下关、地仓、太阳。

(2)辨证配穴:外感风寒,加列缺、外关;肝血亏损,加太冲、太溪、血海、三阴交。

(3)操作方法:每次选用4~6穴,各穴施以轻或中等刺激,留针30~40分钟,重者可留针1小时以上。可间歇行针。一般每天1次,10次为1个疗程。

3.治法三

(1)取穴:患侧风池、翳风、牵正、阳白、太阳、颧髎、下关、合谷、地仓、颊车以及阿是穴。

(2)操作方法:患侧穴位皮肤进行常规消毒,采用1.5寸毫针透刺上述穴位,施平补平泻法,得气后接电针仪,选连续波,电量依据患者耐受度为准,留针30分钟左右。

4.治法四

(1)取穴:牵正,四白,地仓,颊车,下关,合谷。

(2)辨证配穴:阳白,鱼腰,丝竹空,人中,太阳,攒竹,承浆,迎香。

(3)操作方法:每天选主穴4~5个,选择配穴3~4个,头面穴位刺入15 mm左右,施捻转平补平泻手法,留针25分钟。每天1次,10次为1个疗程,治疗3个疗程。

5.治法五

(1)取穴:患侧攒竹、丝竹空、地仓、颊车、阳白、鱼腰、牵正、下关,对侧合谷。

(2)辨证配穴:风痰阻络证取风池、丰隆、廉泉;气虚血瘀证取足三里、血海。

(3)操作方法:患者取仰卧位或坐位,选用1~1.5寸一次性无菌针灸针,穴位常规消毒,快速进针,斜刺或平刺0.5~1寸,平补平泻,地仓透颊车、阳白透鱼腰,其余常规针刺,捻转得气后,留针30分钟。留针过程中行针2次,行针时间为10~15秒,取针时注意按压针孔以防出血。建议每周5次,10次为1个疗程。

(二)耳针疗法

(1)取穴:面颊、眼、缘中、肝、脾、耳中、风溪、神门。

(2)操作方法:选4~5穴,轻或中等刺激,留针30分钟至1小时。也可在耳针后加用王不留行籽按压以上耳穴,每天1次或隔天1次,10次为1个疗程。

(三)针刺配合灸法

(1)取穴:牵正、地仓、颊车、阳白。

(2)操作方法:取针后,每穴灸 3 壮。建议每周 5 次,10 次为 1 个疗程。

(四)电针疗法

1.治法一

(1)取穴:翳风、上关、丝竹空(颞支)、下关、四白(颧支)、牵正、颧髎(颧支)、颊车、夹承浆(颊支)、合谷。鼻唇沟平坦加迎香。沿神经干取穴(图 3-1)。

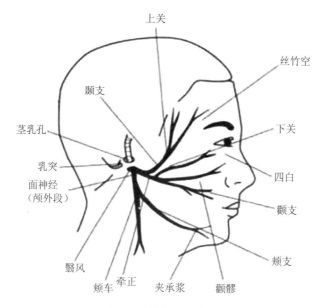

图 3-1　神经干取穴法

(2)操作方法:进针时按神经分支走行浅刺或透刺,进针后,分别连接 3～4 对穴位,正极连近耳处穴,负极连远耳处穴。早期采用疏波,1 周后采用疏密波,以面部肌肉出现节律性轻度收缩为宜。每次约 30 分钟,适用于面瘫早、中期。每天 1 次,6 次为 1 个疗程,两疗程之间休息 1 天。

2.治法二

(1)取穴:下关、太阳、阳白透鱼腰、攒竹、四白、迎香透地仓、地仓透颊车。

(2)操作方法:平针法,针尾加电,留针 20 分钟。

3.治法三

(1)取穴:下关、颊车、瞳子髎、阳白、攒竹、四白、地仓、翳风、鼻穿透巨髎。

(2)操作方法:平针法,留针 20 分钟,针尾加电。

4.治法四

(1)取穴:地仓、颊车为一组,下关、牵正为一组。

(2)操作方法:针刺得气后,接电针仪,交替进行,按照面神经支配面肌特点和经脉循行特点取穴,可选连续波、疏密波、断续波,根据患者耐受情况调整刺激强度,刺激 30 分钟。建议每周 5 次,10 次为 1 个疗程。

(五)穴位注射疗法

(1)取穴:翳风穴。

(2)操作方法:取苯巴比妥钠 100 mg,加 1%盐酸普鲁卡因 1 mL。先令患者仰卧位,选定翳风后,局部常规消毒,用 5 mL 注射器刺入穴位,直刺 1.2～1.5 寸,出现酸胀针感,回抽无血,将药物推入,推进药量为上述药物的半量。每天或隔天 1 次,10 次为 1 个疗程。

(六)穴位埋线疗法

(1)取穴:地仓,牵正,太阳,足三里,颊车,翳风,阳白,合谷。

(2)操作方法:每次选 3～4 个穴位给予羊肠线埋入,每 2 周进行埋线 1 次,2 次为 1 个疗程。

(七)灸法治疗

1.治法一

(1)取穴:双侧面部及患侧眼部。

(2)操作方法:患者取仰卧位,准备雷火灸专用艾条(由沉香、乳香、木香、干姜粉末加上艾绒制成),对患者双侧面部及患侧眼部进行横向灸法施灸,将灸条晃动 10 次,并对皮肤实施按压,直到治疗处皮肤发红发热。采用雀啄法在距离患侧翳风穴 1.5 cm 处施灸,以每雀啄 9 次为 1 壮,1 壮结束后按压施灸部位的皮肤。每个穴位需要雀啄 7 壮,每周连续治疗 5 天,1 个疗程需要进行 10 次,所有患者治疗后期均为 3 个疗程。

2.治法二

(1)取穴:阳白,太阳,牵正,颧髎,地仓。

(2)操作方法:将鲜生姜切成厚 0.2～0.5 cm 的姜片,用针在姜片中心穿刺数孔后置于阳白、太阳、牵正、颧髎、地仓穴上。姜片上置艾炷施灸,若患者感受烧灼则轻轻拍打其皮肤,或将艾炷及姜片挪开片刻,待患者烧灼感缓解后再放回,艾炷燃尽后另换一壮,一般一个穴位灸 2～3 壮。每天治疗 1 次,7 次为 1 个疗程,连续治疗 3 个疗程。

3.治法三

(1)取穴:患侧阳白、地仓、四白、迎香、攒竹、颊车、翳风及健侧合谷穴。

(2)操作方法:患者仰卧,消毒面部各穴位,施轻浅刺法,合谷及翳风穴采用直刺法,浅刺 0.5 寸,行捻转泻法。每 5 分钟以平补平泻法行针 1 次,留针 25 分钟,翳风穴得气后,长约 2 cm 艾灸,距皮肤约 3 cm,点燃,以局部出现红晕为度,1 次/天。取双曲池、足三里,每次交叉选 2 穴,采用注射器抽取复方丹参注射液加维生素 B_{12} 各 1 mL 混合,进针后抽无血,将药液注入穴位内,每个穴位 0.3～0.5 mL,1 次/天,每周 6 次,共治疗 4 周。

(八)拔罐疗法

(1)取穴:大椎,风门,肺俞,脾俞,大杼,膈俞。循经取 3 条经络,即背部督脉(大椎至命门),足太阳膀胱经左、右侧支(风门至大肠俞)的腧穴。

(2)操作方法:先取 1～3 号火罐。左手拿罐,用镊子夹持 95% 乙醇棉球,点燃后在罐体中下部环绕 1～2 圈,然后放置在某一处穴位进行吸拔,拔下时利用腕力将罐取下。接下来于罐内重复绕转燃烧着的棉球,继续在另一穴位处吸拔,将此过程作用于各个腧穴。如此反复操作数次,5 分钟后留罐 3～5 分钟于主穴处,再拔起,然后在穴位上按摩 10 秒即可。每周一、三、五进行,6 次为 1 个疗程。罐印处的皮肤于拔罐 4～6 次之后颜色会由紫暗色渐渐变浅同时瘀点和瘀斑也会慢慢消退,此证明病情已开始好转。

(3)注意事项:注意对火罐吸附处的皮肤变化进行细致的观察,通常紫红色为宜。部分患者局部出现小水疱,可涂小檗碱油,1～2 天可自行吸收。

七、预后与调护

(1)年轻患者预后相对较好;老年患者发病时伴有乳突疼痛,有糖尿病、高血压、动脉硬化、心绞痛或以往有心肌梗死病史者均预后较差。

(2)在明确诊断后,早期正确治疗,预后较好。如果出现倒错、面肌痉挛以及联带运动等并发症时,治疗周期较长,疗效较差。周围性面瘫的预后与面神经的损伤程度密切相关,一般而言,由无菌性炎症导致的面瘫预后较好,而由病毒导致的面瘫(如亨特面瘫)预后较差,如果 3～6 个月内不能恢复,多留有后遗症。治疗期间面部应避免吹风受寒,可戴口罩、眼罩防护。

第五节 三叉神经痛

一、概述

三叉神经为混合神经,是粗大的脑神经,含有一般躯体感觉和特殊内脏运动两种纤维,三叉神经根位于脑桥基底部与小脑中脚交界处(图3-2)。三叉神经痛是指面部三叉神经分布区内出现阵发性剧烈疼痛。临床上以第2支、第3支发病为多见。发病年龄在中年以后,女性患者居多。多发生在一侧,亦有少数患者两侧俱痛。本病属中医学"面痛""眉棱骨痛"范畴。

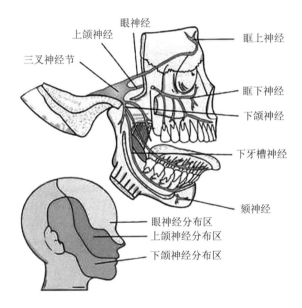

图 3-2 三叉神经的分布

二、病因、病机

本病属于中医的"偏头痛""面痛"的范畴,与外邪侵袭,经络闭阻,情志郁结,肝火上炎等原因密切相关。

(一)风寒

风寒之邪袭于阳明经脉、寒性收引、凝滞筋脉、气血痹阻而致面痛。

(二)风热

风热病毒,侵入面部,影响筋(经)脉气血运行而致面痛。

三、临床表现

(1)疼痛常呈突然发作,疼痛部位限于三叉神经分布区内,以面颊、上下颌部为多见。疼痛发作短暂,数秒或数分钟后缓解,连续数小时或在数天内反复发作。常因触及面部某一点而诱发,称为扳机点。致病者不敢洗脸、漱口、进食。疼痛呈阵发性闪电样剧痛,痛如刀割、火灼、锥刺样,可伴有痛侧面部肌肉抽动、皮肤潮红、眼结膜充血、流泪、流涕、流涎等,所以又称为痛性抽搐。体检时,在神经的皮下分支穿出骨孔处,如眼支的眶上切迹、上颌支的眶下孔、下颌支的颏孔处常有压痛(图3-3)。

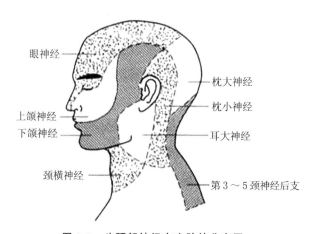

图 3-3 头颈部神经在皮肤的分布区

(2)多在40岁后发病,女性居多。表现为三叉神经分布区内阵发性剧痛,如同时伴有面部感觉障碍、角膜反射消失、咀嚼肌无力,以及其他神经系统损害,或疼痛呈持续性,应考虑为继发性三叉神经痛。

(3)发病呈单侧性,以第2、3支最多。疼痛呈阵发性,骤起骤停,如刀割、针刺、撕裂、烧灼或电击样剧痛。剧痛持续数秒至几分钟,有时疼痛也可持续数小时至数天。发作频率不定,因病情发展而增多。有的患者同侧面肌痉挛,又称"痛性抽搐"。

(4)一般呈间断性发作,间歇时间可以是数月或数年。复发多在面部的相同部位,而且疼痛的区域有扩散的趋势。如进食、说话、洗脸、剃须、刷牙、打哈欠,甚至微风拂面,皆可诱发疼痛。

(5)存在扳机点,常位于上、下唇外侧、鼻翼、口角、牙龈、颊、舌等处,故有"触发点"或"扳机点"之称,轻轻触摸或牵拉扳机点可激发疼痛发作。扳机点位于疼痛的同侧。

四、鉴别诊断

(一)牙痛

牙痛常为持续性钝痛,局限于牙龈部,可因进食冷、热食物加剧。X线检查可发现龋齿、肿瘤等有助鉴别。

(二)舌咽神经痛

舌咽神经痛较少见,常见于年轻妇女。局限于扁桃体、舌根、咽及耳道深部即舌咽神经分布区的阵发性疼痛,性质类似三叉神经痛。咀嚼、吞咽、讲话、呵欠、咳嗽常可诱发。在咽喉、舌根扁桃体窝等触发点用4%可卡因或1%丁卡因喷涂可阻止发作。

五、辨证论治

(一)风热袭表证

(1)症状:颜面部火烧或电击样疼痛,畏惧风热刺激,面红耳赤,口苦微渴,便秘溲赤。舌红,苔薄黄而干,脉浮数或弦数。

(2)治法:治宜疏风泄热。

(二)风寒袭表证

(1)症状:颜面部掣痛,惧怕风冷刺激,每遇风寒易诱发或加重。舌淡,苔薄白,脉浮紧或弦紧。

(2)治法:治宜祛风散寒。

(三)胃火上攻证

(1)症状:颜面部阵发性剧痛,痛处有灼热感,遇热易诱发,面红目赤,牙痛,齿龈红肿,口臭且干。舌红,苔黄厚而燥,脉滑数。

(2)治法:治宜清燥养阴。

(四)气滞血瘀证

(1)症状:颜面部阵发性剧痛,痛如锥刺或刀割,痛处拒按,经久不愈,无明显寒热诱发因素,甚至可见肌肤甲错,便秘溲赤。舌紫暗,或有瘀点、瘀斑,苔薄白,脉弦涩。

(2)治法:疏肝理气,祛瘀通络。

(五)风痰阻络证

(1)症状:颜面部昏痛,面颊麻木作胀,形体肥胖,头重昏蒙,胸膈满闷,呕吐痰涎。舌体胖大,苔白腻,脉弦滑。

(2)治法:理气化痰,通窍行滞。

(六)气血亏虚证

(1)症状:久病或劳伤后,出现颜面部疼痛频发,痛势隐隐,有空痛感,起则痛甚,卧则减轻,面色苍白,头晕,乏力,气短懒言,腰膝酸软,饮食减少。舌质淡苔白,脉细。

(2)治法:补气活血,佐以通络。

六、针灸疗法

(一)毫针刺法

1.治法一

(1)取穴:第一支,鱼腰、阳白、下关、合谷、内庭;第二支,四白、颧髎、下关、合谷、内庭;第三支,夹承浆、下关、合谷、内庭。

(2)辨证配穴:风寒型加外关、列缺;风热型加曲池、丰隆;肝郁化火型加太冲、行间;气虚血瘀型加三阴交、血海、关元、足三里。

(3)操作方法:每次选用4~6穴,以轻或中等刺激,留针20~30分钟。可间歇行针。5~10次为1个疗程。

2.治法二

(1)取穴:合谷、列缺、内庭透涌泉。

(2)辨证配穴:三叉神经第1支,加太阳、阳白、头维、本神、鱼腰、眉中;三叉神经第2支,加颊车、夹承浆、四白;三叉神经第3支,加下关、地仓;风寒外袭,加风门、风池、温针灸;外感风热,加外关、合谷;肝胃实热,加太冲、内庭;阳明热盛,加太冲、足三里;阴虚火旺,加太溪、风池。

(3)操作方法:平补平泻,隔天针刺1次,10次为1个疗程。

3.治法三

(1)取穴:健侧下关、鱼腰、四白、夹承浆。

(2)操作方法:取施以捻转泻法,使患者局部有酸胀感,每10分钟做捻转手法1次,留针30分钟。

4.治法四

(1)取穴:第 1 支,阳白、鱼腰、太阳、头维。第 2 支,四白、巨髎、颧髎、下关。第 3 支,下关、颊车、承浆。

(2)操作方法:远近配穴法,泻法。进针后持续捻转使病部有酸胀感。留针30 分钟,其间行针 2 次,每天 1 次,或发作时针刺 6 次为 1 个疗程,两疗程之间休息 1 天。

(二)耳针疗法

1.治法一

(1)取穴:额、上颌、下颌、交感。

(2)操作方法:用毫针中等强度刺激,捻转数分钟。

2.治法二

(1)取穴:面颊、神门、皮质下、缘中、口、眼、肝。

(2)操作方法:每次选 4～5 穴,毫针用中度刺激,可加用电针,留针 30 分钟至 1 小时,每天 1 次或隔天 1 次。

3.治法三

(1)取穴:取面颊、上颌、下颌、神门、枕、肝、额、交感、皮质下、枕、三焦及其相应部位。

(2)操作方法:用王不留行籽耳穴贴压,每天更换 1 次,每天自我按压 3～5 次,5 天为 1 个疗程。

(三)电针疗法

(1)取穴:下关。

(2)辨证配穴:鱼腰、四白、夹承浆。

(3)操作方法:脉冲电针仪正极置主穴,负极置配穴。选用密波,电流量由小至大,以患者能耐受为度,每次 30 分钟,每天 1 次。6 次为 1 个疗程,两疗程之间休息 1 天。

(四)穴位注射疗法

1.治法一

(1)取穴:三叉神经第 1 支,取攒竹;三叉神经第 2 支,取四白;三叉神经第 3 支,取夹承浆。

(2)操作方法:用 0.3%的盐酸普鲁卡因 0.5 mL 穴位注射。

2.治法二

(1)取穴:疼痛部位,第 1 支取鱼腰,第 2 支取四白,第 3 支取承浆或下关。

(2)操作方法:用山莨菪碱注射液 10 mL、维生素 B_{12} 注射液 0.1 mg 混合,每次在穴位注射药水 0.5～1 mL,每天或隔天 1 次,10 次为 1 个疗程。

(五)灸法治疗

(1)取穴:下关、合谷、颊车、翳风;颊车、合谷、地仓、阳白、颧髎。这两组穴位交替使用。

(2)辨证配穴:外感风寒,加 C_5～T_1 夹脊穴、风门;风热扰窍,加大椎;阴虚阳亢,加 T_9～L_2 夹脊穴;肝胆火盛,加 T_9～L_2 夹脊穴、太冲、风池、太阳、阳白、曲池;风湿阻遏,加风池、丰隆;瘀血阻络,加气海、血海。

(3)操作方法:①艾条悬灸,每次选用 3 个穴位,每穴每次灸 3～7 壮,每天 1 次,15 天为 1 个疗程。②艾炷无瘢痕灸,每次选用 3 个穴位,每穴每次灸 7～10 壮,每天 1 次,7 天为 1 个疗程。③温针灸,每次选用 3～4 个穴位,每穴每次灸 3 壮,每天 1 次,7 天为 1 个疗程。

七、预防与调护

(1)原发性三叉神经痛初发者,经中西医结合治疗,多能控制症状,有可能达到完全缓解。病程较长、久治不愈复发者,药物治疗无效者,手术治疗可获得一定疗效。

(2)三叉神经痛的患者饮食建议选择质软、易嚼食物。针对咀嚼诱发疼痛的患者,则进食流食,不建议吃辛辣刺激、过酸过甜食物、油炸食物和寒性食物等;而且饮食要营养丰富,平时应多吃些新鲜水果、蔬菜及豆制类食品。

(3)注意头、面部保暖,避免局部受冻、受潮,不用太冷、太热的水清洁面部;平时应保持情绪稳定,不宜激动,不宜疲劳熬夜,常听柔和音乐,心情平和,保持充足睡眠。

(4)保持精神愉快,避免精神刺激;尽量避免触及"触发点";起居规律,室内环境应安静、整洁,空气新鲜。适当参加体育运动,锻炼身体,增强体质。

(5)手术后每 3 个月复查一次,半年后每半年复查一次,至少复查 2 年。复查内容包括患者的疼痛缓解情况、面部感觉、面部肌肉运动、眼球运动等神经功能,必要时复查 CT。

第六节　胃　炎

一、概述

胃炎是指由各种物理性、化学性或生物性有害因素引起的胃黏膜或胃壁炎性改变的一种疾病。根据病程分急性胃炎和慢性胃炎两种,在我国慢性胃炎发病率高于急性胃炎。本病属中医"胃脘痛""胃痞""胃胀""呕吐"等范畴。

二、病因

(一)乳食积滞

小儿乳食不节,或暴饮暴食,或过食不易消化的食物,以致损伤脾胃,乳食停积中州,脾胃失健,气机升降失调,胃气上逆则生呕吐,传化失职则致胃脘部疼痛不适。

(二)寒邪犯胃

胃脘部为风冷寒气所侵,或过食生冷瓜果之品,寒邪客于胃肠,寒主收引,寒凝则气滞,以致经络不通,气血壅阻不行,发为胃脘痛。

(三)湿热中阻

由于乳母喜嗜炙煿、辛辣之品,乳汁蕴热,儿食母乳,以致热积于胃;或较大儿童过食辛热之品,热积胃中。又因饮食失慎,损伤脾胃,运化失司,湿邪停聚,与热相合,导致湿热中阻;或感受夏秋湿热,蕴于中焦,皆可致脾胃升降失职,导致胃脘痛。

(四)肝气犯胃

小儿因环境不适,或所欲不遂,或遭受打骂等,情志怫郁,导致肝气不畅,横逆犯胃,发为胃脘痛,或胃失和降,气逆于上而呕吐。

(五)脾胃虚寒

乳母平时喜食寒凉生冷之品,乳汁寒薄,儿饮其乳,脾胃受寒;亦可由先天禀赋不足,脾胃素虚,易受寒客;或小儿过食瓜果生冷,因冷生寒;或病程中过服苦寒攻伐之剂;或感受风寒之邪,均可使寒伤中阳,中阳不运,胃失和降,发为胃脘痛。

(六)胃阴不足

热病后期伤津,或素嗜辛辣,或气郁化火导致胃阴耗伤,胃失濡养,发为胃脘痛。

三、临床表现

(一)急性胃炎

发病急骤,轻者仅有食欲不振、腹痛、恶心、呕吐,严重者可出现呕血、黑便、脱水、电解质及酸碱平衡紊乱。有感染者常伴有发热等全身中毒症状。

(二)慢性胃炎

常见症状为反复发作的腹痛,疼痛经常出现于进食过程中或餐后,多数位于上腹部、脐周,轻者为间歇性隐痛或钝痛,严重者为剧烈绞痛。常伴有食欲不振、恶心、呕吐、腹胀,继而影响营养状况及生长发育。胃黏膜糜烂出血者伴呕血、黑便。

四、鉴别诊断

(一)消化性溃疡

有慢性、周期性、节律性上腹疼痛,胃液分析胃酸分泌正常或增多,X线钡餐可见良性龛影征象,胃镜检查可见溃疡,活组织检查鉴别良、恶性溃疡。

(二)胃肠神经官能症

胃肠神经官能症(功能性消化不良)的消化道症状无一定节律性,症状受精神因素的影响大,常伴有消化道以外的神经官能症状。X线及胃镜等消化道的检查阴性,且排除器质性病变。心理治疗、安定、镇静及调节神经药常有明显效果。

(三)慢性胆道疾病

可为慢性、复发性上腹痛,疼痛常因进食不当或进食油腻食物而诱发。多为右上腹不适或典型的胆绞痛发作,可有发热、黄疸及莫菲征阳性,X线胆道造影和超声检查可鉴别。

(四)钩虫病

可有黑便及十二指肠炎症状,通过粪便查找虫卵。胃镜检查鉴别。

五、辨证论治

(一)慢性胃炎

1.肝郁气滞证

(1)症状:胃脘胀满,攻痛连胁,或痛无定处,胸闷太息,嗳气频作,每因烦恼郁怒而诸症加重,舌淡红,苔薄白,脉沉细。若肝郁化火,则痛势急迫,心烦易怒,嘈杂吞酸或恶心呕吐,甚则呕血、黑便,口干而苦,舌质红,苔薄黄,脉弦数。

(2)治法:疏肝理气,和胃止痛。

2.脾胃虚寒证

(1)症状:胃痛隐隐,绵绵不绝,喜温喜按,饥饿痛甚,得食则缓,纳呆脘胀,或泛吐清水,面色少华,形瘦神疲,畏寒肢冷,大便溏薄,甚则呕血或黑便,舌质淡胖,苔薄白而滑,脉细弱。

(2)治法:健脾益气,温中和胃。

3.胃热阴虚证

(1)症状:胃脘隐隐灼痛,痛无定时,嘈杂如饥,但饥而不欲食,口干思饮,食少便结,舌红少苔,脉细数或弦细。

(2)治法:养阴益胃,清热润燥。

(二)急性胃炎

1.寒凝气滞证

(1)症状:胃痛暴作,痛势较剧,畏寒喜暖,得热痛减,恶心呕吐,或泛唾清水稀涎,或伴恶寒发热,口不渴,喜热饮,舌淡红,苔薄白,脉弦紧。

(2)治法:温中散寒,和胃止痛。

2.湿热中阻证

(1)症状:胃脘灼热胀痛,得食加剧,或食入即吐,嘈杂吞酸,口苦而干,渴不多饮,口气重浊,舌边尖红,苔黄腻,脉滑数。

(2)治法:清热燥湿,和胃降逆。

六、针灸治疗

(一)毫针刺法

1.治法一

实证足厥阴肝经、足阳明胃经穴位为主,以毫针刺,采用泻法,常取足三里、天枢、中脘、内关等。虚证常取背俞穴、任脉、足太阴脾经、足阳明胃经穴为主,毫针刺采用补法,常用脾俞、胃俞、中脘、内关、足三里。

2.治法二

(1)取穴:足三里、梁丘、公孙、内关、中脘。

(2)辨证配穴:胃寒者加梁门;胃热者加内庭;肝郁者加期门、太冲;脾胃虚寒者加气海、脾俞;胃阴不足者加三阴交、太溪;血瘀者加血海、膈俞。

(3)操作方法:针刺取足阳明经、手厥阴经、足太阴经、任脉穴,实证用泻法,虚证用补法,胃寒及脾胃虚寒宜艾灸。

3.治法三

(1)取穴:足三里、内关、中脘。

(2)辨证配穴:寒邪犯胃者加胃俞,饮食停滞者加下脘、梁门,肝气犯胃者加太冲,气滞血瘀者加膈俞,脾胃虚寒者加气海、关元、脾俞、胃俞,胃阴不足者加三阴交、内庭。

(二)皮肤针疗法

(1)取穴:从第6~12胸椎两侧足太阳经背俞穴,上腹部任脉及足阳明胃经。

(2)操作方法:自上向下依次叩打,急性胃炎宜重叩至皮肤隐隐出血为度;慢性胃炎手法较轻,叩至皮肤潮红即可。每天或隔天1次。

(三)耳针疗法

(1)取穴:胃、脾、交感、神门。

(2)辨证配穴:恶心呕吐加皮质下、膈;肝胃不和加肝;消化不良加胰、胆。

(3)操作方法:每次选用2~3穴,疼痛剧烈时用强刺激,疼痛缓解时轻刺激,间歇行针,留针20~30分钟,隔天或每天1次。

(四)头针疗法

(1)取穴:胃区。

(2)操作方法:按头针操作常规,将针刺入后,用小幅度快频率捻转2~3分钟,留针5~10分钟,作第2次行针,方法如前。反复操作3次后,即可出针。

(五)穴位注射疗法

1.治法一

(1)取穴:脾俞、胃俞、中脘、内关、足三里。

(2)药物选择:急性胃炎胃痛剧者,可选用硫酸阿托品0.5 mg或1%普鲁卡因注射液;呕吐甚者选用复方氯丙嗪12.5~25.0 mg。慢性胃炎可选用1%普鲁卡因、胎盘组织液、维生素 B_1、维生素 B_{12} 以及当归注射液等。

（3）操作方法：每次选用 2～3 穴，按常规皮肤消毒，先将针头刺入穴内，做小幅度提插，得气后，抽无回血，即将药液注入各穴 0.5 mL。如选用药物的剂量不足各穴所需注射 0.5 mL 的液量者，可用 5％葡萄糖液或生理盐水稀释至所需用量。

2.治法二

（1）取穴：足三里、内关。

（2）药物：甲氧氯普胺、维生素 B_6。

（3）操作方法：盐酸甲氧氯普胺 10 mg 或维生素 B_6 0.1 g，治痞满、嗳气、恶心、呕吐等单侧足三里或内关封闭，每天 1～2 次。

（六）穴位埋线疗法

（1）取穴：脾俞透胃俞、上脘透中脘、梁门透关门。

（2）操作方法：三组腧穴轮流使用，按穴位埋线法操作常规，埋入羊肠线，每次间隔 20～30 天。

（七）灸法

1.治法一

（1）取穴：中脘、气海、神阙、足三里、脾俞、胃俞穴。

（2）操作方法：艾条灸法或隔姜灸。

2.治法二

（1）取穴：内关、中脘、足三里、胃俞。

（2）操作方法：采用艾条灸，每天 1 次，每次 20～30 分钟，以皮肤潮红为度，可与针刺治疗配合使用。本法适用于反复发作的上腹胀满、怕冷、嗳气等脾胃虚寒型、气滞型胃痛。

七、预防与调护

（1）急性胃痛多以实证为主，治疗调护及时得当多能治愈。久病迁延则多由实转虚，形成虚实夹杂，或寒热互结，或气滞血瘀，病情复杂，易反复发作，合理的治疗调摄仍能使病情得到缓解或康复。若病情由轻转重，或血不循经，出现便血、吐血；或毒热内结，三焦壅塞，出现剧烈腹痛；或脾胃衰败，气血生化无源，导致虚劳；或由痰瘀互结，形成癥积、噎膈等，俱属危重证候，应采取综合措施予以诊治。

（2）饮食应有规律，不要过饥过饱，少吃或不吃对胃有刺激的食物，多吃新鲜蔬菜水果，尽可能不吃烟熏、腌制食物，减少食盐摄入量。同时应注意合理营养、宜易消化食物。

（3）提倡戒烟,特别是伴胆汁反流患者应戒烟。

（4）保持乐观情绪,锻炼身体,增强抵抗力。要尽可能避免和防治引起本病的精神因素,保持乐观情绪,因精神抑郁或易怒对本病会造成不利影响。故需要加强心理护理,劝患者树立治愈本病的信心和耐心,即使治愈后,也应注意调摄,以减少本病的复同时还应进行适当体育活动及锻炼,增强机体免疫力。

第四章　常见骨伤科疾病

第一节　颈　椎　病

一、概述

颈椎病是因颈椎间盘退行性改变并因劳损或感受外邪加重退变,导致颈部软组织和椎体动静力平衡失调,发生椎间盘突出(或膨出),韧带钙化,骨质增生,从而刺激或压迫颈部肌肉、神经根、脊髓、血管而出现一系列症状和体征的综合征。颈椎病多见于 40 岁以上的中老年患者。本病属于中医"项强""颈肩痛""痹证""痉证""痿证""痰饮""眩晕"等范畴。

二、病因、病机

颈椎病多与风寒湿侵袭、慢性劳损、颈部外伤等有关。

(一)风寒湿侵袭

风寒湿外邪往往侵犯颈部太阳经,导致太阳经输不利,卫外不固,营卫失和并可影响督脉,使颈背挛急,头项转动受限。按所累及体表部位可分为皮痹、肉痹、脉痹、筋痹及骨痹等。颈椎病的症状不仅见于项背、四肢,也可涉及内脏,出现脏腑功能失调的表现。

(二)慢性劳损

颈部长期超过正常生理活动范围,或局部各种超限活动可引起气血失和而损伤。如枕头过高、不良睡眠体位、长期连续低头屈颈工作等,使颈部长时间处于疲劳状态,加速颈部软组织劳损和颈椎间盘退变。

(三)颈部外伤

急性暴力可导致纤维环破裂,髓核突出,棘间韧带、棘上韧带、项韧带、关节囊等断裂,颈椎失稳。颈部挥鞭样损伤可出现一过性颈椎脱位,软组织损伤、关节失稳而出现急性发病,或诱发退变间盘突出与骨质增生,刺激周围组织出现症状。

三、临床表现

(一)症状

颈椎病以青壮年居多,颈部感觉酸、痛、胀等不适,以颈后部为主。而女性患者往往主诉肩胛、肩背也有不适。患者常诉说不知把头颈放在何种位置舒适。部分患者有颈部活动受限,少数可有一过性上肢麻木,但无肌力下降及行走障碍。

(二)分型

颈椎病在临床上可分为颈型、神经根型、脊髓型、椎动脉型、交感型和混合型6种。

1.颈型

常见于颈椎退变的早期。表现为颈肩部疼痛,肌肉僵硬,头颈部活动受限,多在早晨起床时发病,有落枕史。临床检查颈项及上背肌紧张,棘突旁及关节囊有压痛点,头部活动受限。X线检查显示颈椎曲度改变或椎间关节不稳。颈型颈椎病的疼痛和压痛部位基本局限在颈项部。

2.神经根型

神经根型是各型中发病率最高的一种。出现颈部单侧局限性疼痛,或向肩、臂、前臂乃至手指放射,可有麻木感,疼痛呈酸痛、灼痛或电击样痛,颈部后伸、咳嗽,甚至增加腹压时疼痛可加重。临床检查:颈部活动受限、僵硬,颈椎有放射性压痛,患侧肩胛骨内上也多有压痛点,受压神经分布区感觉减退,腱反射异常,肌力减弱。臂丛神经牵拉试验阳性,椎间孔挤压试验阳性。影像学检查:颈椎正侧位、斜位或过伸、过屈侧位X线显示椎体增生,钩椎关节增生,椎间隙变窄,颈椎生理曲度减小、消失或反角,轻度滑脱,项韧带钙化和椎间孔变小等改变。神经根型颈椎病有颈、肩背疼痛,上肢麻木及放射性疼痛,颈部活动受限,可有上肢肌力减弱和肌肉萎缩,臂丛神经牵拉试验、颈椎间孔挤压试验等阳性。

3.脊髓型

此型症状较严重,下肢症状早于上肢症状。早期双侧或单侧下肢发紧、发麻、疼痛、酸楚沉重无力,易跌倒。步态笨拙,有踩棉垫或沙滩感。继而单侧或双侧上肢发麻、疼痛、手部肌力减弱,发抖、不灵活,持物易落地,肌肉萎缩,严重者四肢瘫痪。初期常见尿急、排出不畅，便秘，逐渐出现尿潴留或尿失禁。临床检查：感觉减退，最早出现于下肢，逐渐向上，感觉平面不规则，肌张力增高，腱反射亢进，霍夫曼征及巴宾斯基征阳性，腹壁反射、提睾反射减弱或消失。

影像学检查：X线检查显示颈椎生理曲度改变，病变椎间隙狭窄，椎体后缘唇样骨赘，椎间孔变小。CT检查见颈椎间盘突出、颈椎增生、椎管前后径缩小、脊髓受压等改变。MRI检查显示受压节段脊髓有信号改变，脊髓受压呈波浪样压迹，部分病例伴有后纵韧带或黄韧带钙化或骨化。脊髓型颈椎病有慢性进行性双侧下肢发紧、无力等表现，重症者可出现四肢痉挛性瘫痪、锥体束征阳性等表现。

4.椎动脉型

头颈部体位改变而引起眩晕，单侧颈枕部或枕顶部发作性头痛，视力减弱，耳鸣，听力下降，可有猝倒发作。头颈旋转时可引起眩晕发作是本病的最大特点。椎动脉血流检测或椎动脉造影可协助诊断，辨别椎动脉是否正常，有无痉挛压迫、迂曲、变细或阻滞。

影像学检查：X线、CT及MRI检查均会发现颈椎钩椎关节增生，椎间孔变小，椎间不稳，椎体变形（如梯形变）等。椎动脉型颈椎病有头痛头晕，颈后伸或侧弯时眩晕加重，甚至猝倒等表现，转头试验阳性。

5.交感型

患者诉颈痛、头痛、头晕、视物模糊、眼目干涩、心悸、失眠、胸痛、肢体畏寒、麻木、自汗、盗汗、听力下降、便秘或便溏、胃脘不适等症状。检查常发现颈椎压痛，颈部活动功能受限，心跳或快或慢，血压波动。

影像学检查：X线、CT、MRI均可见颈椎有异常，如颈椎失稳、骨质增生、椎间盘突出等。交感神经型颈椎病有头晕、心慌、视力下降、头痛或偏头痛、汗多、心律失常、血压升高或下降等表现。

6.混合型

同时合并两种或两种以上证型者称为混合型颈椎病。临床上经常发现有些患者早期为颈型，以后发展成为神经根型或其他型颈椎病。混合型的患者病程一般较长，年龄较大。

四、鉴别诊断

颈椎病临床表现复杂，头痛、头晕、心慌、下肢麻木、无力等易与心脏、五官、神经系统等疾病的症状相混淆需要鉴别诊断，同时还要与以下疾病相鉴别。

(一)脊髓肿瘤

脊髓肿瘤肿瘤多进展快,逐渐加重,而脊髓型颈椎病症状多有间歇平稳期。MRI 检查有助于鉴别诊断。

(二)肩周炎

肩关节的疼痛及功能受限有自愈倾向,没有颈神经根性症状。

(三)胸廓出口综合征

胸廓出口综合征有上肢麻木不适并向手部放射,但检查锁骨上窝有压痛,头后仰试验与上肢过度外展试验时,桡动脉的搏动减弱。

五、辨证论治

(一)痰湿阻络证

(1)症状:头晕目眩,头重如裹,四肢麻木,纳呆。舌暗红,苔厚腻,脉弦滑。

(2)治法:燥湿健脾,化痰降逆。

(二)风寒痹阻证

(1)症状:颈、肩、上肢窜痛麻木,以痛为主,头有沉重感,颈部僵硬,活动不利,恶寒畏风。舌淡红,苔薄白,脉弦紧。

(2)治法:祛风散寒,舒筋通络止痹。

(三)血瘀气滞证

(1)症状:颈肩部、上肢刺痛,痛处固定,伴有肢体麻木。舌质暗,脉弦。

(2)治法:祛瘀通络,化瘀止痛。

(四)肝肾不足证

(1)症状:眩晕头痛,耳鸣耳聋,失眠多梦,肢体麻木,面红目赤。舌红少苔,脉弦。

(2)治法:温养肝肾,宣痹缓急,祛风活络。

(五)气血亏虚证

(1)症状:头晕目眩,面色苍白,心悸气短,四肢麻木,倦怠乏力。舌淡苔少,脉细弱。

(2)治法:益气养血,升举清阳。

六、针灸疗法

(一)毫针刺法

(1)取穴:相应病变颈椎夹脊穴、大椎、肩井、外关、腕骨。

(2)辨证配穴:风寒痹阻加风池、合谷、外关穴;劳伤瘀阻加天柱、膈俞、后溪穴;肝肾精亏加肝俞、肾俞、血海、足三里。心悸恶心者加内关;头晕眼花者加太阳。

(3)操作方法:根据病变部位选取相应 5～8 穴,可取俯卧位或正坐微低头。夹脊穴可以 45°角向颈椎方向斜刺,留针 20～30 分钟。可间歇行针,一般每天或隔天 1 次,5～10 次为 1 个疗程。

(二)皮肤针疗法

(1)操作方法:按毫针刺法选穴或在颈项病变部用皮肤针循经叩刺后,再拔火罐 5 分钟左右,使局部出血少许。每周 1～2 次,7～10 次为 1 个疗程。

(三)耳针疗法

(1)取穴:颈椎、神门、皮质下、肝、肾。肩臂痛加锁骨、肩、肘;头痛加枕、额;眩晕耳鸣加枕、内耳。

(2)方法:患侧所选耳穴上严格消毒后,在敏感点以 30 号 1 寸毫针刺入 0.2～0.3 寸,每穴得气后留针 10～15 分钟,留针过程中间歇行针 2～3 次,适当配合颈部活动。每周 2～3 次,10 次为 1 个疗程。或以揿针型皮内针或王不留行籽贴压耳穴,每穴按压 3～5 次。

(四)电针疗法

(1)取穴:参照毫针刺法。

(2)方法:每次选用 4～6 个穴位,交替取穴,以颈项部为主穴。根据病痛扩散部位,循经选取远部穴位为配穴。选疏密波,电流频率为每分钟 200～300 次,强度以患者能忍受为度。每次治疗 10～15 分钟。隔天 1 次,10 次为 1 个疗程。

(五)针刀疗法

操作方法:患者坐位,先在患者颈部寻找阳性压痛点及索状物即为进针刀点。常规消毒皮肤,铺无菌洞巾,戴无菌手套,针刀刀口线与神经、血管平行,针刀与骨面垂直。进针至骨面后,先纵行、后横行剥离,结节者切开剥离后出针刀,术后伤口用创可贴包扎,48 小时后去除。1 周后未愈者,可再做 1 次。进针过程中以患者针感酸胀为好,如有触电感应将针刀提起或调转方向。进针刀勿过深,不可滑过横突骨面下,以免损伤神经和血管。

(六)穴位注射疗法

(1)取穴:参照毫针刺法。

(2)方法:选用3~4穴。复方当归注射液、丹七注射液任选1种,每次每穴1.5 mL;亦可用弥可保注射液在病变颈椎旁或神经干进行注射。维生素B_{12}注射液每天1次或隔天1次,7~10次为1个疗程。

(七)灸法治疗

(1)取穴:相应病变颈椎夹脊穴、大椎、天柱、肩中俞、肩井。适用于寒证、虚寒证。

(2)操作方法:每次选3~5穴,用艾条做温和灸,每穴5~7分钟;亦可用大艾炷施无瘢痕灸,每穴3~5壮。每天或隔1~2天1次,10次为1个疗程。

(八)拔罐疗法

(1)取穴:参照灸法。

(2)方法:在颈项部穴位上用一次性采血针点刺1~2点后,再拔火罐5分钟左右,使局部出血少许。每周1次,3次为1个疗程。

七、预防与调护

(1)颈椎病的发生与日常的工作、生活习惯有密切关系,故必须予以注意,才可延缓和防止其发展。

(2)长期低头工作者必须定时活动头颈部,消除颈项部的软组织过度劳累,恢复颈椎的正常状态。

(3)睡眠时要选合适的枕头,仰卧时宜低,侧卧时与肩等宽。千万不可过高,以防由于这种长期不良姿势而发病。

(4)要注意保暖,避免风寒侵袭,如在淋雨后要及时擦干,防止受寒。此外,还应避免外伤,因为各种颈部外伤均可导致颈椎不稳,日久发生颈椎病。

第二节　肩关节周围炎

一、概述

肩关节周围炎指的是随年龄增长而出现的肩关节囊及其周围组织的慢性炎

症,表现为肩关节功能障碍。由于风寒是本病的重要诱因,故中医常称之为"漏肩风";因本病多发于50岁左右的成人,故也称"五十肩";因患肩局部常畏寒怕冷,尤其是后期常出现肩关节的粘连,肩部呈现固结状,活动明显受限,故又称"肩凝""冻结肩"等。

二、病因、病机

(一)肝肾精亏,气血不足

体虚肝肾精亏,气血不足则筋失所养,血虚生痛,日久则筋骨衰颓,筋脉拘急而不用,发为本病。

(二)营卫虚弱,风寒湿邪侵袭

营卫虚弱,复因久居湿地,风雨露宿,夜寐露肩当风,以致风寒湿邪客于血脉筋肉,血行不畅而脉络拘急疼痛,寒湿之邪淫溢于筋肉则屈而不能伸,痿而不用而发为本病。

(三)外伤劳损

外伤筋骨或劳累过度,筋脉受损,瘀血内阻,脉络不通,不通则痛,日久筋脉失养,拘急不用,发为本病。

三、临床表现

肩关节周围炎起病多隐匿,少数可有肩部外伤或上肢外伤。临床主要症状为疼痛、功能障碍。

(一)疼痛

早期呈发作性酸痛,常因气候变化、劳累而诱发,以后逐渐发展到持续性疼痛并逐渐加剧,疼痛日轻夜重,甚至夜不能寐。当肩部受到牵拉时可引起剧烈疼痛。患者害怕碰撞患处而将臂垂于体侧。令做肩部活动时,只能缓慢逐渐进行。在病情稳定期,不活动时可无明显的自发痛。病变后期,整个肩肱关节广泛性粘连,功能丧失时,疼痛亦可消失。

(二)功能障碍

后期盂肱关节几乎无活动,但即便接近强直仍有矢状面少许活动。少数患者肩部硬,却无疼痛。某些患者出现血管运动障碍,特别是疼痛严重,肌肉痉挛明显者,由于血管痉挛,手轻度苍白、水肿、腕及手指关节僵硬。日久,三角肌等可以发生不同程度失用性萎缩,出现肩峰突起,上臂不能上举,后伸欠利等症状,在病程末期(解冻期),疼痛减轻,肩部粘连也可能逐渐有所松解,活动度有所增加。

四、鉴别诊断

(一)肩袖损伤

肩袖损伤的临床表现可与肩周炎重叠,但其活动受限为主动受限,被动活动通常不受限。部分冈上肌肌腱断裂者有60°～120°的外展疼痛弧,但仍可自动抬起上臂;肩袖完全断裂者,严重影响肩的外展功能,不能抬起上臂。

(二)胸廓出口综合征

胸廓出口综合征因颈肋、前斜角肌附着部先天性肥大,前、中斜角肌先天性分离不全,使出口减少,挤压锁骨下动、静脉和臂丛神经引起,表现为单侧肩臂痛,手臂发麻、乏力,患臂持重物或上举时症状加重。艾德森氏试验阳性。X线片有时可发现存在颈肋。特殊体征可与肩周炎做出鉴别。

(三)神经根型颈椎病

神经根型颈椎病为 C_4、C_5、C_6 神经根受累,会出现肩部、肩胛区的疼痛。C_4 受累,疼痛在肩胛上区;C_5 受累,疼痛在肩部;C_6 受累,疼痛在肩胛骨内侧缘。颈椎退变或颈椎间盘突出引起神经根损害,可出现肩痛,伴有颈痛、颈部僵硬、上肢麻木和放射痛。但无肩部压痛,肩部活动正常。

(四)肺沟瘤

肺沟瘤发生于肺尖部,可能浸润颈部神经血管,引起肩部疼痛、上肢感觉异常及血管受压症状,易误诊为肩周炎。检查时在锁骨上窝有时可摸到坚硬的肿物,肺X线片即可鉴别。

(五)肩部肿瘤

很多肩部肿瘤患者最初被误诊为冻结肩,医师应全面询问病情、仔细检查,加上辅助检查,鉴别不难。在保守治疗无效时,应考虑肩部肿瘤的可能性。特别是三角肌损伤或肿瘤,触诊和 MRI 检查可资鉴别。

(六)甲状腺功能亢进症性肌炎

甲状腺功能亢进症(简称甲亢)是自身免疫性疾病,多为中青年发病,多器官损害。由于甲状腺激素分泌过多,蛋白质分解代谢加速,而呈负氮平衡。甲亢引起肌炎,最易损害肩胛带肌而致肩周疼痛、肌无力、肌萎缩,产生类似肩周炎的表现,临床要注意鉴别。

(七)肩手综合征

肩手综合征为原因未明的上肢自主神经功能异常而引起的疼痛综合征,一般发生在损伤后。主症为肩、臂、手部疼痛,运动障碍,伴有血管运动障碍,肢体肿胀或水肿,皮肤温度升高,发热,充血,手指取伸直位时舒适,被动屈曲则疼痛。肩关节活动受限,但无局限性压痛。

五、辨证论治

(一)风寒痹阻证

(1)症状:颈、肩、上肢窜痛麻木,以疼痛为主,头有沉重感,颈部硬,活动不利,要寒畏风。

(2)治法:祛风散寒,除湿止痛。

(二)气滞血瘀证

(1)症状:颈肩部、上肢刺痛,痛处固定,伴有肢体麻木。

(2)治法:活血化瘀,通络止痛。

(三)痰湿阻络证

(1)症状:头晕目眩,头重如裹,四肢麻木,纳呆。

(2)治法:化痰利湿,补气温阳。

(四)肝肾不足证

(1)症状:眩晕头痛,耳鸣耳聋,失眠多梦,肢体麻木,面红目赤。

(2)治法:补益肝肾,强壮筋骨。

(五)气血亏虚证

(1)症状:头晕目眩,面色苍白,心气短,四肢麻木,倦息乏力。

(2)治法:补气养血,益气升血。

六、针灸疗法

(一)毫针刺法

(1)取穴:阿是穴、肩髎、肩髃、肩内陵、肩前部。

(2)辨证配穴:条口透承山。肩外部痛加阳陵泉透阴陵泉;肩侧部痛加养老或中渚;颈痛加天柱或天窗;上臂痛加曲池;举臂困难加巨骨。

(3)操作方法:每次选7～8穴,局部阿是穴或相应穴位多采用直刺。疼痛急性期宜浅刺,手法轻柔不必强刺激;疼痛不甚、功能障碍明显者可深刺,较强刺激。也可在同一部位数针同刺,以加强刺激。血虚寒凝者可加用温针灸。远端取穴时可采取卧位,患侧尽量靠床边,便于患肢运动。可采取提插或捻转诱发经气感传,同时令患者活动肩部。一般每天或隔天治疗1次,7～10次为1个疗程。

(二)耳针疗法

(1)取穴:肩、锁骨、神门、肾上腺。

(2)辨证配穴:肾、肝、脾、皮质下、内分泌。

(3)针刺法:每次选3～5个穴位,用75%乙醇消毒耳郭相应部位,在选好穴位处捻入或插入进针,每隔10～15分钟行针1次,留针20～30分钟,每天或隔天1次,5～7天为1个疗程。除肾穴用补法外,其余各穴皆用强刺激泻法(正虚邪恋者,手法要轻),边刺激边嘱患者活动患肢。出针时迅速将毫针拔出,用消毒干棉球轻压针孔片刻,以防出血。疼痛放射至前臂者,肩穴可透刺肘穴。

(4)压籽法:每次取一侧耳穴,两耳交替使用。耳郭常规消毒后,用中药王不留行籽贴压在所选穴位上,边贴边按压,贴紧固定,并嘱患者每天按压耳穴3～5次,以加强刺激。隔天换贴1次,5次为1个疗程。如对胶布过敏,及时取下,以免造成耳部水肿。

(5)刺血法:每次取一侧耳穴,左右耳交替进行,按摩耳郭使其充血后,以75%乙醇做常规消毒,用注射针头点刺耳尖、耳背静脉及肩,每隔3天治疗1次,每个穴位出血量为10～20滴。

(三)电针疗法

(1)取穴:参照毫针刺法。

(2)操作方法:每次选用4～6个穴位,交替取穴,以肩部为主穴。根据病痛扩散部位,循经选取远部穴位为配穴。选疏密波,电流频率为每分钟200～300次,强度以患者能忍受为度。每次治疗10～15分钟。隔天1次,10次为1个疗程。

(四)针刀疗法

操作方法:在肩部痛点明显处,通常为喙突处、肩峰下、冈上肌、大小圆肌抵止端和结节间沟处,用碘伏或毫针针刺做好标记。常规消毒皮肤,铺无菌洞巾,戴无菌手套,针刀在该处做切开剥离或纵行疏通剥离法,每次做2～3个痛点。术后伤口用创可贴包扎,48小时后去除。1周后未愈者,可再做1次。对松解粘连、缓解痉挛、僵硬,可收到立竿见影的效果,但只限于病变痛处局限之病例。

(五)穴位注射疗法

(1)取穴:可参照毫针刺法。

(2)操作方法:在穴点注射10%葡萄糖注射液或维生素B_1注射液或当归注射液0.5 mL,隔天注射1次,10次为1个疗程。如压痛点广泛,可选2～3处压痛点最明显处注射,每周治疗2次,4次为1个疗程。

(六)灸法治疗

1.治法一

(1)取穴:参照毫针刺法取穴。

(2)操作方法:选用温和灸、回旋灸、雀啄灸或隔姜灸。轻者每天1次,每穴5～10分钟;重者每天2～3次,每穴5～10分钟。

2.治法二

(1)取穴:参照毫针刺法。

(2)操作方法:局部选3～5穴,用艾条做温和灸,每穴5～7分钟;亦可用大艾炷施无瘢痕灸,每穴3～5壮。每天或隔1～2天1次,10次为1个疗程。适用于寒证、虚寒证者。

3.治法三

(1)取穴:肩部阿是穴,肩髃,肩前,肩贞,阳陵泉,中平穴(足三里下1寸)。

(2)操作方法:常规消毒后行毫针刺法,针刺1～2寸,局部穴位采用强刺激,远端穴位采用中等强度的刺激。留针20分钟,留针过程中每5分钟捻针1次,每天1次,10次为1个疗程。

(七)刮痧疗法

(1)取穴:肩三带(肩前带由肩峰起沿肩关节前内缘至腋前纹头顶端,肩后带由锁骨肩峰端直下经臑俞至肩贞,向下至腋后纹头,肩中带由肩峰起向外侧至肱骨外侧中段),肩髃。

(2)辨证配穴:天宗、曲池、外关、中渚、合谷、阳陵泉、条口、悬钟等。

(3)操作方法:患者取舒适坐位,嘱放松,暴露患肩,根据患者肩部疼痛和功能受限程度,涂刮痧油,选择刮痧手法与运板。先从疼痛与功能受限轻的方向刮起,后选择症状重的部位与方向,用泻法刮法。①肩前带由肩峰处起沿肩前向下刮至腋前纹头,沿途着力点在肩关节内缘,向肩外着力点做点、按、弹拨法刮之。②肩后带起于锁骨肩峰端(巨骨穴),直下刮至腋后纹头,板的作力面系于肩胛骨外侧面(运板方向是向脊椎方向着力)。③肩中带由肩髃穴起沿三角肌、上臂外侧向下刮至上臂外侧中段。④肩髃穴,先摸清肩髃穴位置(凹陷处),用板之厚角作一点向四周挑,每个方向各挑 30 次,视出痧情况决定刮拭次数。刮拭完以上重点部位,视病情选择不同配穴。以上各部位刮拭均以患者耐受为前提,视体质及出痧情况决定刮痧次数及强度,以出现痧点、痧块为宜,刮治后须饮 1 杯白开水,以助痧毒排泄,5 天治疗 1 次,可治疗 3 次。⑤泻刮足少阳胆经风池穴经肩井穴至肩峰的循行线、督脉后发际至大椎穴的循行线、足太阳膀胱经第 1 侧线大杼穴至肺俞穴的循行线,均要求出痧;角揉天宗穴;角揉肩髃、肩贞、臂臑、阳陵泉、条口、至阴等穴。⑥太阴经证者,加泻刮手太阴肺经云门穴至尺泽穴的循行线,不必强求出痧,角揉尺泽、阴陵泉穴;阳明、少阳经证者,加泻刮手阳明大肠经肩髃穴至曲池穴的循行线、手少阳三焦经臑会穴至天井穴的循行线,均不必强求出痧;角揉手三里、外关穴;太阳经证者,加泻刮手太阳小肠经臑俞穴至小海穴的循行线,不必强求出痧,角揉后溪、大杼、昆仑等穴。

(八)拔罐疗法

(1)取穴:参照毫针刺法。

(2)操作方法:如肩部瘀肿疼痛明显且部位较为表浅者,可选准痛点用一次性采血针点刺 1～2 点后,再拔火罐 5 分钟左右,使局部出血,去瘀通络,症状改善更为明显。每周 1 次,3 次为 1 个疗程。

七、预防与调护

(1)肩周炎急性期要减少肩部活动,减轻持重,必要时制动保护;慢性期尽早适度活动肩关节。

(2)保持适度的肩部运动,增强肩部软组织的强度。从青少年时期做起,积极参加体育锻炼,持之以恒,增强体质。跑步、广播操、健美操、扩胸动作、肩关节功能活动等,都是可选择的锻炼方法。

(3)平时注意肩部保暖,避免风寒湿邪侵袭。寒凉时节睡觉要防止肩关节外露。天气炎热或刚结束运动出汗多时,不要持续过久吹风吹空调,在风扇、空调或者阴凉通风处,肩部外露过久可能感受风寒。淋雨后,应立即洗热水澡,以周身微微汗出为宜。长居寒湿之地或从事煤矿井下工作、海上作业者,要采取劳动保护措施,防寒防潮,避免过度劳累伤及肩关节。不要在潮湿的地方睡卧,以防风寒湿邪。

(4)劳动强度不宜过大。肩关节运动过度会导致其周围软组织的劳损,积劳积损成疾,久而久之,会诱发疾病的发生。

(5)在日常生活中要注意避免损伤肩部。肩关节部位一旦有疼痛或不适感,应及时就医,尽早治疗。对容易影响肩部的有关疾病如颈椎病、偏瘫、上肢外伤等,要积极治疗。

第三节 肱骨外上髁炎

一、概述

肱骨外上髁炎又称"网球肘",是指因急、慢性损伤而致的肱骨外上髁周围软组织的无菌性炎症。临床上以肘关节外侧疼痛、旋前功能受限为主要特征。本病为劳损性疾病,好发于右侧,并与职业、工种有密切的关系,以反复前臂旋前、用力伸腕作业者多见,如网球运动员、木工、钳工等。本病属中医"筋伤"范畴,又称"肘劳"。

二、病因、病机

本病多发生在前臂旋前位,做腕关节主动背伸时,突然猛力动作使前臂桡侧腕伸肌强烈收缩,最容易造成急性损伤。由于工作关系,腕关节经常在前臂旋前位做背伸性活动或单一动作,使前臂桡侧腕伸肌处于反复牵拉紧张状态,可使肌腱附着处发生积累性损伤。其病因、病机归纳为以下几点。

（1）肱骨外上髁是前臂伸肌总肌腱的附着处。前臂伸肌强烈而急促的收缩牵拉肌肉起点,导致肱骨外上髁局部骨膜撕裂、细微骨折及创伤性炎症,尤其是桡侧腕短伸肌等的慢性撕拉伤,使肌肉起点处长期处于损伤与修复的循环中,致局部骨膜炎、滑囊炎、钙质沉聚,或桡神经分支嵌压,形成肱骨外上髁炎。

（2）肱桡关节是前臂旋转的支点。前臂反复、过度旋转,引起肱桡关节损伤,炎性渗出增多,囊内压力增高,刺激桡神经分支而引起疼痛。

（3）环状韧带维系桡骨与尺骨的稳定。前臂反复、过度旋转,使韧带附着处骨膜撕裂、出血、渗出、退变、机化,出现附着处疼痛。

中医认为,肘节外廉是手阳明经筋所络结,若因直接暴力碰撞、牵拉、扭转,伸屈旋臂,或风寒湿邪客犯筋络,致使气血瘀滞,积聚凝结,筋络黏涩,壅肿作痛,肌筋拘挛而活动受限。若节伤则节隙瘀滞,凝涩屈伸,旋转不利,发为本病。

三、临床表现

多见于特殊工种或职业,如砖瓦工、网球运动员等,患者多有前臂伸肌群的慢性牵拉损伤史,表现为肘外侧疼痛,逐渐加重。拧衣服、提重物、扫地等动作时疼痛加重,疼痛可向上臂及前臂放射,常因疼痛而致前臂无力,握力减弱,甚至持物落地,休息时疼痛明显减轻或消失。肘外侧压痛,以肱骨外上髁处压痛为明显。前臂伸肌群紧张试验征阳性:嘱患者将肘伸直,腕部屈曲,同时将前臂旋前,如果肱骨外上髁部感到疼痛为阳性。伸肌群抗阻试验阳性:让患者屈腕、屈指,检查者将手压于各指的背侧作对抗,再嘱患者抗阻力伸指及伸腕,如出现肱骨外上髁疼痛即为阳性。

四、鉴别诊断

(一)桡管综合征

痛点在由肱桡肌和桡侧腕长、短伸肌肌腹构成的可移动的软组织块的中点,主动伸指伸腕运动的同时,检查者屈曲患者中指会诱发疼痛,前臂抗阻力旋后可诱发症状。

(二)肱骨内上髁炎

特点为肱骨内上髁处的疼痛与压痛。若前臂外旋、腕关节背伸时,被动伸直肘关节可引起局部疼痛加剧,前臂伸肌牵拉试验阴性。

五、辨证论治

(一)风寒湿阻证

(1)症状:肘关节外侧酸痛、麻木、屈伸运动不利,遇寒加重,得温痛减。舌质淡,苔薄白或白滑,脉弦紧或浮紧。

(2)治法:祛风散寒,除湿止痛。

(二)湿热内蕴证

(1)症状:肘外侧疼痛,有热感,局部压痛明显,活动后疼痛减轻,伴口渴不欲饮。舌苔黄腻,脉濡数。

(2)治法:清热利湿,通络止痛。

(三)气血亏虚证

(1)症状:起病时间较长,肘部酸痛反复发作,提物无力,肘外侧压痛,喜按喜揉,并见少气懒言,面色苍白,舌淡苔白,脉沉细。

(2)治法:补养气血,强壮筋骨。

六、针灸疗法

(一)毫针刺法

1.治法一

(1)取穴:列缺、曲池、阿是穴。

(2)辨证配穴:合谷、尺泽、手三里。

(3)操作方法:针刺激发经气、调整气血、疏通经络,使局部经络疏通而达到通则不痛。强刺激,隔天1次。

2.治法二

(1)取穴:阿是穴、曲池、肘髎、阳陵泉。

(2)辨证配穴:手三里、三间。

(3)操作方法:毫针泻法,可先针对侧阳陵泉处压痛点(多在腓骨头),属缪刺法,同时活动患部。在局部压痛点采用多向透刺,或多针齐刺,局部可加灸。

(二)三棱针疗法

(1)取穴:肱骨外上髁局部阿是穴。

(2)操作方法:患者取坐位,患肘屈曲,在患侧找到痛点,进行局部消毒后用皮肤针在局部叩刺至皮肤渗血,使之出血少许,隔天1次。5次为1个疗程。

(三)耳针疗法

(1)取穴:肘、网球肘点(在与肘相对应的耳背部)、神门、肾上腺、皮质下。

(2)毫针法:每次选3～5个穴位,用75%乙醇消毒耳郭相应部位,在选好穴位处捻入或插入进针,每隔10～15分钟行针一次,留针20～30分钟,每天或隔天一次,5～7天为1个疗程。出针时迅速将毫针拔出,用消毒干棉球轻压针孔片刻,以防出血。

(3)压籽法:每次取一侧耳穴,两耳交替使用。耳郭常规消毒后,用中药王不留行籽贴压在所选穴位上,边贴边按压,贴紧固定,并嘱患者每天按压耳穴3～5次,以加强刺激。隔天换贴1次,5次为1个疗程。如对胶布过敏,及时取下,以免造成耳部水肿。

(4)刺血法:每次取一侧耳穴,左右耳交替进行,按摩耳郭使其充血后,以75%乙醇做常规消毒,再用注射针头点刺耳尖、耳背静脉及肘、网球肘点,每隔3天治疗1次,每个穴位出血量为10～20滴。

(四)针刀疗法

操作方法:通过对局部病灶的疏通、剥离,使粘连松解,比较有效地解除微血管神经束的卡压,同时通过针刀的良性刺激使周围组织血液循环得到了改善,减少炎性渗出,达到镇痛的目的。通常选择肱骨外上髁骨突点及其周围为进针点,常规消毒后,刀口与前臂纵轴平行进针,针刀体与皮肤呈一定角度刺入达骨面,顺前臂伸肌腱纵轴作纵向疏通或轻微横行剥离,出针后用无菌纱布贴敷,7 天治疗 1 次。

(五)艾灸疗法

(1)取穴:曲池、阿是穴。

(2)操作方法:曲池穴选择温和灸;阿是穴适合回旋灸。每天 1 次,每穴 5~10 分钟。

(六)拔罐疗法

(1)取穴:选取局部阿是穴。

(2)操作方法:皮肤针叩刺或三棱针点刺出血后拔罐,3~5 天治疗 1 次。

(七)刮痧疗法

(1)取穴:肱骨外上髁局部阿是穴。

(2)操作方法:红花油涂擦患部或穴位处,用刮痧板以 45°倾斜面,以痛点为主沿前臂伸腕肌进行刮痧治疗,以局部出现瘀斑为度,7 天 1 次,5 次为 1 个疗程。

七、预防和调护

(1)加强手臂的力量练习和柔韧性练习。练习时应注意运动的强度要合理,不可使手臂过度疲劳。

(2)平时用电脑打字、料理家务前,要充分做好热身运动,特别是手臂和手腕的内旋、外旋、背伸练习。

(3)打网球时用护肘,保护肘部;网球握拍要放松;逐步增加力量练习。

(4)正确使用器材,球拍越长,杠杆越长,手柄越小,所需的抓持握力越大,弦的张力越大,则需更强的力量。不要忽视这一点。注意运动之前的热身准备活动。

第四节　腱　鞘　炎

一、概述

腱鞘炎或称为狭窄性腱鞘炎,是指肌腱在腱鞘内较长时间地过度摩擦或反复磨损,导致滑膜充血、渗出增加、增厚等炎性变化,引起腱鞘管壁增厚、粘连或狭窄,肌腱滑动受阻而引发相应部位疼痛、弹响、活动受限等表现的疾病,可发于指、趾、腕、踝及肩部等部位,尤以桡腕部和拇、中指最常见。发于桡骨茎突部的拇长展肌及拇短伸肌腱腱鞘的称为桡骨茎突狭窄性腱鞘炎;发于手指的拇长屈肌腱或屈指肌腱的狭窄性腱鞘炎又称"弹响指"或"扳机指"。常见于家务劳动及手工操作者,中老年妇女多见。

二、病因、病机

(一)慢性劳损

在日常生活与生产劳动中,腕部及拇指的频繁活动引起拇长展肌腱和拇短伸肌腱在纤维性鞘管中的过度摩擦是导致本病的主要原因。桡骨茎突表面的纤维性鞘管的伸展空间有限,拇指内收和腕关节过度尺偏动作使肌腱走行方向发生角度改变,引起肌腱、腱鞘的损伤性炎症。

(二)寒湿侵袭

在寒湿等外因刺激下,肌肉痉挛,增加了肌腱的张力,肌腱与腱鞘间机械性摩擦力增强,早期发生充血,水肿、渗出等无菌性炎症反应,腱鞘因水肿受挤压而变细,两端增粗形成葫芦状,以致肌腱从腱鞘内通过变得困难,影响拇指的功能活动,可产生交锁现象。迁延日久则发生慢性结缔组织增生、肥厚、粘连等变化。由于腱鞘的增厚致使腱鞘狭窄,腱鞘与肌腱间亦可发生不同程度的粘连,活动障碍更为明显。

中医认为,因拇指频繁屈伸,或因积劳损伤,或因挫伤其筋,致使手阳明经筋受损,肌筋挛急,气滞血瘀,津液涩竭,久则黏结为病。

三、临床表现

(一)桡骨茎突狭窄性腱鞘炎

有劳损史,好发于家庭妇女及长期从事腕部操作者;桡骨茎突部疼痛,肿胀隆起,压痛,腕部劳累或寒冷刺激后疼痛加剧,局部腱鞘增厚,握物无力,活动受限(图 4-1);握拳尺偏试验阳性。

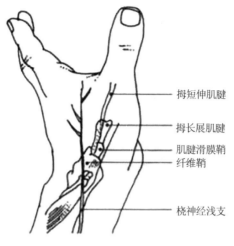

拇短伸肌腱

拇长展肌腱

肌腱滑膜鞘
纤维鞘

桡神经浅支

图 4-1　桡骨茎突腱鞘

(二)屈指肌腱狭窄性腱鞘炎

(1)有手部劳损病史,多见于妇女及手工劳动者,好发于拇指、中指、无名指;手指活动不灵活,局限性酸痛,晨起或劳累后症状明显;掌指关节掌侧压痛,可触及结节,手指伸屈活动困难,有弹响或交锁现象。

(2)腱鞘炎因发病部位不同症状也各异,多数为缓慢发病,多有病变部位劳损史。如为桡骨茎突狭窄性腱鞘炎则自觉腕部桡侧疼痛,提物乏力。桡骨茎突部可微有肿胀,局部有压痛。伸拇受限,拇指做大幅度伸屈活动时产生疼痛,疼痛严重者可放射到全手,甚至夜不能寐。有时于桡骨茎突部可触及有摩擦感,拇指运动无力,以握拳时为甚。握拳尺偏试验阳性:将患者拇指屈曲,然后握拳同时将腕向尺侧倾斜时,会引起局部剧痛(图 4-2)。

(3)发于拇指与中指等手指者,则表面为手指掌面疼痛,清晨醒来时特别明显,疼痛有时向腕部放射,患指表现为屈伸功能障碍,指关节屈曲处有压痛,并可触到增厚的腱鞘、状如豌豆大小的结节。当弯曲患指时,突然停留在半弯曲位,手指既不能伸直,又不能屈曲,像被突然"卡"住一样,用另一手协助扳动后,手指又能活动,产生像扳枪栓样的动作及弹响,所以又被称为"扳机指"或"弹响指"。

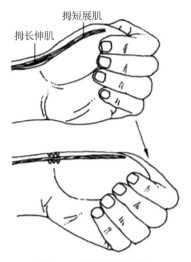

图 4-2 握拇尺偏试验

四、鉴别诊断

(一)腱鞘囊肿

腱鞘囊肿是指关节附近的腱鞘内滑液增多,发生囊性疝而形成的囊肿。有外伤史或慢性劳损史。可发生于任何年龄,以青、中年多见,女性多于男性。好发于腕背及腕掌面的桡侧,掌指关节的掌侧面,足背动脉附近等处。主要表现为局部肿块,发病缓慢或偶然发现,局部酸胀不适,握物或按压时可有痛感。体征:肿块小至米粒,大至乒乓球,大小不等,半球形,光滑,与皮肤无粘连,但附着于深处的组织,活动性较小,有囊性感。

(二)腕关节损伤

多有明显的外伤史,腕部疼痛、肿胀明显,甚至瘀血,腕关节活动受限,活动时疼痛加剧。

(三)腕舟骨骨折

有明显外伤史,腕桡侧深部疼痛,鼻咽窝部肿胀及压痛,第1、2掌骨远端腕部叩击痛阳性,可通过 X 线明确诊断。

五、辨证论治

(一)桡骨茎突狭窄性腱鞘炎

1.风寒湿阻证

(1)症状:腕关节桡侧桡骨茎突处局限性疼痛,腕关节及拇指活动稍受限,遇寒加重,得温痛减。舌质淡,苔薄白或白滑,脉弦紧或浮紧。

(2)治法:活血祛风,消肿止痛。

2.气血亏虚证

(1)症状:起病缓慢,腕关节桡侧桡骨茎突处酸痛,喜温喜按,伴少气懒言,身倦乏力,面色苍白。舌质淡,苔白,脉沉细。

(2)治法:补养气血,强壮筋骨。

(二)屈指肌腱狭窄性腱鞘炎

1.气滞血瘀证

(1)症状:掌指关节掌侧局限性酸痛,患指屈伸困难,活动后即消。逐步出现弹跳动作,舌质淡,苔薄白,脉弦紧。

(2)治法:活血祛瘀止痛。

2.营卫虚弱,气血亏虚

(1)症状:后期患指疼痛,不能屈伸,终日有闭锁。以晨起或手工劳动后和用凉水后症状加重,活动或热敷后减轻。舌质淡,苔白,脉细无力。

(2)治法:益气温经,和营通痹。

六、针灸疗法

(一)毫针刺法

(1)取穴:阿是穴。

(2)操作方法:在患处明显压痛点或结节、弹响处标记为阿是穴。常规消毒后进针行平补平泻,留针30分钟。1天1次,7次为1个疗程。

(二)耳针疗法

(1)取穴:指、腕、耳尖、枕小神经点、耳背静脉。

(2)刺血法:每次取一侧耳穴,左右耳交替进行,按摩耳郭使其充血后,以75%乙醇做常规消毒,再用注射针头点刺耳尖、耳背静脉及腕、指,每隔3天治疗1次,每个穴位出血量为10~20滴。

(3)压籽法:每次取一侧耳穴,两耳交替使用。耳郭常规消毒后,用中药王不留行籽贴压在所选穴位上,边贴边按压,贴紧固定,并嘱患者每天按压耳穴3~5次,以加强刺激。隔天换贴1次,5次为1个疗程。如对胶布过敏,及时取下,以免造成耳部水肿。

(三)针刀疗法

针刀疗法通过刀刃直接松解桡骨茎突因慢性炎症刺激而产生的局部粘连病

灶,破坏瘢痕组织,使有氧物质易于渗透,促进局部血液循环及炎性物质的吸收,同时对骨性纤维管的高张力进行松解,解除对肌腱的粘连束缚,扩张局部小血管,改善病变组织血液循环,促进代谢产物的吸收和排出。

操作方法:患者握拳立放于桌面,于腕部下方垫脉枕,按压桡骨茎突腱鞘肥厚处或局部疼痛明显处进行标记,常规消毒铺巾,并给予利多卡因 1 mL 局部麻醉。右手持小针刀于标记处上方,垂直刺入腱鞘,刀口线平行于前臂纵轴,刀体与皮面垂直,在腱鞘内先纵行后横行各剥离一次,严重者可适度倾斜刀身,自骨面剥离铲起腱鞘,对于有较大硬结者可利用左手对硬结进行固定,针刀稍作提起,于硬结上进行(1~3 刀)切割。嘱患者拇指轻轻做外展、内收、屈曲运动,如活动自如则说明手术成功。出刀后使用酒精棉球对刀口压迫(3~5 分钟),包扎伤口。间隔时间以 5~7 天为宜,一般 3 次为 1 个疗程,每个治疗点只做 1 次针刀治疗。

(四)灸法治疗

(1)取穴:阳溪、合谷、列缺、阿是穴。

(2)操作方法:合谷、阳溪可以选择温针灸或温灸盒灸;列缺、阿是穴可以选择温和灸。轻者每天 1 次,每穴 15~20 分钟;重者每天 2~3 次,每穴 15~20 分钟。

(五)拔罐疗法

1.留罐法

根据病变部位取穴,采用闪火法拔罐,留置 15~20 分钟。

2.刺血罐疗法

先用皮肤针在腱鞘炎附近局部叩刺至皮肤渗血,再用大小合适的罐具吸拔5 分钟,使之出血少许。

七、预防与调护

(1)腱鞘炎预防保健应着重于营造健康的工作环境和正确操作、自我保护。如个人座椅要调至适当的高度,使人坐着时有足够的空间伸放腿脚;不要坐或站立太久;坐时背部应挺直并紧靠椅背,而且不要交叉双脚,以免影响血液循环;打字时应正对电脑键盘,如果斜摆在一边,可能会导致手腕过度弯曲紧绷;键盘摆放的高度以及与人体平行距离应调整到一个感觉舒服自如的位置;每操作 30 分钟应暂停一会,让双手和眼睛作适当放松休息等。

(2)腱鞘炎患者平时做手部动作要缓慢,避免劳累,少用凉水,以减少局部刺激。对发病时间短、疼痛严重的患者更要充分休息,有助于损伤筋腱的恢复。

第五节　腰椎间盘突出症

一、概述

腰椎间盘发生退行性变以后,因某种原因(损伤、过劳等)致纤维环部分或全部破裂,连同髓核一并向外膨出,压迫神经根或脊髓(马尾神经)引起腰痛和一系列神经症状者,称为腰椎间盘突出症。其发病率约为门诊腰腿痛患者的 15%,多见于壮年男性体力劳动者,以工人为最多,易发于 20～40 岁,平均年龄为 30 岁左右,男女之比为(10～30):1。发病部位以第 4、第 5 腰椎之间最多,第 5 腰椎、第 1 骶椎次之,第 3、第 4 腰椎较少见。属于中医学"腰痛""腰腿痛""痹证"等范畴。

二、病因、病机

本病属于中医的腰痛证。中医认为此乃本虚标实之证。"腰痛证旧有五辨:一曰阳虚不足,少阴肾衰;二曰风痹,风寒,湿着腰痛;三曰劳役伤肾;四曰坠堕损伤;五曰寝卧湿地。"究其病因有外因、内因、不内外因。感受风寒湿外邪者多为外因所致,感邪而发,其证多实,故发病多急;外伤劳役所致者多属不内外因,其证多瘀,发病亦急;由于肾精亏损所致者多为内因为患,其证多虚,发病多缓。所以本病多因肾虚、风、寒湿邪侵袭肌表,流注经络,或因跌仆损伤,瘀血内停,经络闭阻,气血运行不畅所致。随着年龄的增长,长期劳累以及不断遭受挤压、牵引和扭转等外力作用,使椎间盘逐渐变性、弹性减低等退行性改变,椎体间隙变窄,周围韧带松弛等成为椎间盘突出的基础和内因。外伤、劳损引起纤维环的破裂,风寒湿引起肌肉张力增高又进而加重了椎间盘的内压升高,而成为腰椎间盘突出的外因。因为下腰活动最多,负重最大,所以第 4、5 腰椎,第 5 腰椎、第 1 骶椎椎间盘突出的机会也最多。

三、临床表现

(一)症状

1.腰痛

腰椎间盘突出症的患者大多数有腰痛,腰痛可在腿痛之前发生,也可在腿痛之后出现,单纯腰痛者仅占 1.4%,腰痛伴腿痛者占 89%。腰椎间盘突出症患者约有 70% 有过急性腰部扭伤或反复扭伤史,腰部扭伤可导致纤维环的撕裂,引起椎间盘突出,突出的椎间盘组织刺激了后纵韧带中的窦椎神经而引起腰痛。部位主要在下腰部及腰骶部,可表现为钝痛、刺痛或放射痛。腰痛可以缓慢发生,逐渐加剧,往往处于某一体位或姿势时症状加重,卧床休息时可减轻。一少部分可发病急骤,疼痛严重,呈持续性,强迫体位,腰背肌痉挛,夜不能寐,服一般止痛药物难以奏效,此类患者椎间盘突出往往是破裂型或游离型。

2.下肢放射痛

$L_4 \sim L_5$、$L_5 \sim S_1$,椎间盘突出症占腰椎间盘突出症的95%以上,因此以坐骨神经痛为主要表现的占大多数。表现为由腰部至大腿及小腿后侧的放射痛或麻木感,直达足底部,一般可以忍受。重者则表现为由腰至足部的电击样剧痛,且多伴有麻木感。疼痛轻者仍可步行,但步态不稳,呈跛行,腰部多取前倾状或手扶腰以缓解对坐骨神经的应力;重者则卧床休息,并喜采取屈髋、屈膝、侧卧位。凡增加腹压的因素均使放射痛加剧。由于屈颈可通过对硬膜囊的牵拉使脊神经刺激加重(即屈颈试验),以致使患者头颈多取仰伸位。放射痛的肢体多为一侧性,仅极少数中央型或旁中型髓核突出者表现为双下肢症状。

(二)体征

1.腰部活动受限

腰椎正常活动度为前屈90°,后伸20°,左、右侧屈各30°,左右旋转各30°,当突出物不大而纤维环尚完整时,对脊柱的活动影响较小,通过保守治疗仍可恢复脊柱的运动,倘若突出物直接将神经根顶起,前屈可增加神经根的张力和刺激而产生疼痛,从而使前屈受限。当腰椎有侧凸时,躯干向凸侧屈会明显受限,而向凹侧屈不受限制。突出物较小,一般后伸不受限,若突出物大或髓核游离到椎管时,后伸同样也会受到限制。

2.压痛及骶棘肌痉挛

89%患者在病变间隙的棘突间有压痛,其旁侧1 cm处压之有沿坐骨神经的放射痛。约1/3患者有腰部骶棘肌痉挛,使腰部固定于强迫体位。

3.屈颈试验

屈颈试验:患者取坐位或半坐位,双下肢伸直,向前屈颈引起患侧下肢的放射痛即为阳性。此试验在腰椎间盘突出症时为阳性。

4.腓总神经压迫试验

患者仰卧,患者髋及膝关节屈曲90°,然后逐渐伸直膝关节直至出现坐骨神经痛时,将膝关节稍屈使坐骨神经痛消失,以手指压迫股二头肌腱内侧的腓总神经,如出现由腰至下肢的放射痛为阳性。此试验在腰椎间盘突出症时为阳性,而其他肌肉因素引起的腰腿痛时为阴性。

四、鉴别诊断

(一)急性腰扭伤

急性腰扭伤可出现腰痛和腿痛,但两者无直接关系,腿痛也不是放射痛。

(二)腰臀部肌肉筋膜炎

腰及臀部疼痛,有向下肢及腘窝部牵涉痛,压痛面积广泛,无明显椎旁压痛,无受压脊神经支配区域的症状和体征。

(三)梨状肌损伤综合征

梨状肌损伤综合征无腰部症状和体征。梨状肌投影区有压痛,由臀部沿坐骨神经方向有放射痛。梨状肌试验阳性。

(四)坐骨神经炎

坐骨神经炎常由风湿症引起。无受伤史,持续性疼痛,夜间加重,休息后减轻。腰部检查无阳性体征。

(五)椎管狭窄

椎管狭窄表现为腰腿疼痛,休息后减轻或消失,后伸时疼痛加重。有典型的间歇性跛行。

(六)椎管内肿瘤

椎管内肿瘤表现为病情逐渐加重,头胀痛。双下肢麻木。X线可协助诊断。

(七)骶椎腰化

骶椎腰化表现为腰腿痛,X线可协助诊断。

五、辨证论治

(一)血瘀气滞证

(1)症状:近期腰部有外伤史,腰腿痛剧烈,痛有定处,刺痛,腰部僵硬,俯仰活动艰难,痛处拒按。

(2)治法:行气活血,破瘀散结。

(二)寒湿痹阻证

(1)症状:腰腿部冷痛重着,转侧不利,痛有定处,虽静卧亦不减或反而加重,日轻夜重,遇寒痛增,得热则减。

(2)治法:温经散寒、祛湿通络。

(三)湿热痹阻证

(1)症状:腰筋腿痛,痛处伴有热感,或见肢节红肿,口渴不欲饮。

(2)治法:清热利湿,通络止痛。

(四)肝肾亏虚证

(1)症状:腰腿痛缠绵日久,反复发作,乏力、不耐劳,劳则加重,卧则减轻;包括肝肾阴虚及肝肾阳虚证。阴虚证症见心烦失眠,口苦咽干;舌红少津,脉弦细而数。阳虚证症见四肢不温,形寒畏冷,筋脉拘挛。

(2)治法:补益肝肾,偏阴虚证以养阴通络为主,偏阳虚证以温肾壮阳为主。

六、针灸疗法

(一)毫针刺法

(1)取穴:腰部夹脊穴、肾俞、大肠俞、环跳、秩边、八髎、承扶、委中、阳陵泉、承山、绝骨、昆仑。

(2)辨证配穴:气滞血瘀者加血海、膈俞;寒湿痹阻型可在针刺后加用温针灸。伴足下垂者加足三里、上巨虚、解溪;伴马鞍区麻木者加腰俞、会阴;伴排尿无力者加关元、中极;伴排便无力者,加长强。

(3)操作方法:每次选5~8穴。针刺中等刺激或较强刺激,要求针感明显,并向下肢远端放射为佳。但出现触电样放射感后,不宜在局部反复提插以免损伤坐骨神经。留针30~40分钟。每天1次,7次为1个疗程。

(二)耳针疗法

(1)取穴:臀、坐骨神经、神门、腰椎、骶椎、膝。

(2)操作方法:用毫针刺以中等刺激,可间歇行针;亦可通以脉冲电流,频率用连续波,留针30~60分钟。还可在针后用王不留行籽贴压,1天数次按压耳穴。两耳交替,每天或隔天1次。10次为1个疗程。

(三)电针疗法

(1)取穴:参考毫针取穴。

(2)操作方法:依上法选针刺后,加用电针。根据病痛扩散部位,循经选取远部穴位为配穴。选疏密波,电流频率为每分钟200~300次,强度以患者能忍受为度。每次治疗10~15分钟。每天或隔天治疗1次,10次为1个疗程。

(四)穴位注射疗法

1.治法一

(1)取穴:腰部夹脊穴、大肠俞、环跳、秩边、承扶。

(2)操作方法:每次选2~4穴。用复方当归注射液2~4 mL、维生素B_1注射液100 mg、维生素B_{12}注射液500 μg混合注射上穴,每穴注射2~3 mL。最好将药物分层注射,以利促进药物吸收。环跳穴注射时,如出现触电样感觉时,需将针提起再作注射。隔天注射1次,5~7次为1个疗程。

2.治法二

(1)取穴:足三里、环跳、委中、承山。

(2)操作方法:将小剂量药物注入腧穴内,通过药物和穴位的双重作用,从而起到治疗疾病的作用。

(五)拔罐疗法

(1)取穴:腰部夹脊穴、阿是穴、委中。

(2)操作方法:每次选用2~4穴,用一次性采血针或三棱针点刺后,再拔以火罐5~10分钟,使其出血1~2 mL,擦尽血迹并局部消毒。每周1~2次。

七、预防与调护

(1)保持良好的生活习惯。睡觉时要选择合适的床,切忌睡过软的床。在木板床上加一个5~10 cm的软垫。同时还要把握饮食有节、房事有度。

(2)防止过度劳累。如果颈腰部过度劳累,很容易损伤周围的肌肉、韧带和关节等,导致腰椎间盘突出。

(3)加强锻炼。平时要注意结合自己的特点和条件,做做必要的体育锻炼,并持之以恒,可增强体魄,增加人体的灵活性,防止患上腰椎间盘突出。针对腰椎间盘突出症的锻炼方法:每天退步走40~60分钟。走的时候尽可能往后倒,以走完后微感疲劳,但不加重症状为度。针对腰椎间盘突出症的锻炼方法中,退步走最简单易行。在众多的体育运动项目中,游泳运动较为适合腰椎间盘突出症患者,是一种效果不错的缓解腰椎间盘突出症的锻炼方法。但应注意运用正确的游泳姿势及游泳池水温不宜过低,并在游泳前进行充分的准备活动,游泳的时间不宜过长,运动中要有一定的时间间歇,以避免腰部过度疲劳。

第六节 膝骨关节炎

一、概述

骨性关节炎是指关节面软骨发生原发性或继发性退变及结构紊乱,伴随软骨下骨质增生、软骨剥脱,从而使关节逐渐破坏、畸形,最终发生关节功能障碍的一种退行性疾病,尤以膝关节最为多见。膝骨关节炎发病率随年龄的增加而升高,是老年人常见、多发和较难治的一种骨关节病。膝骨关节炎属于中医"骨痹""筋痹"范畴。

二、病因、病机

(一)病因

骨痹的病因可以分为内外因,外因为感受外邪,内因则是正气亏虚。正气亏虚为发病之内在因素,外邪入侵为致病外在条件。

1.感受外邪

感受风寒湿热之邪,其中以风为主,常夹杂它邪,侵袭人体,导致邪气留滞筋骨关节,经络气血运行不畅,而发为骨痹;或者湿热之邪侵袭人体,导致邪气留滞筋骨关节,经络气血运行不畅,从而发为骨痹。

风寒湿邪:由于居处寒冷潮湿,如坐卧湿地,涉水淋雨,或长期水下作业,或出入于冷库,或阴雨潮湿季节感受寒湿之邪。此外还可因地区条件影响,如北方多寒冷,东南多潮湿,均可因风寒湿邪入侵而致病。

风湿热邪:外感风热,与湿相并,或风寒湿痹,郁久化热,而致风湿热合邪,痹阻经络、关节为患。

2.正气亏虚

正气亏虚以肝肾亏虚为基础,此外还有脾虚、血瘀、痰湿几个重要的环节。骨关节炎的发生发展,根本因素源于内在老龄化所致的肝肾亏虚、气血不足和外来寒湿之邪的入侵,由此而引发脾虚、瘀血、痰湿等一系列病理现象,这些病理现象反而又加重肝肾亏虚或相互促进而关节炎的中医治疗加速进展。

(二)病机

骨痹的主要病机为邪阻经络,气血运行不畅,筋骨失养。其病位主要在骨,

157

可涉及筋、肉、关节,与肝脾肾密切相关。病性则多虚实夹杂,实为风、寒、湿、热、痰、瘀,虚为肝脾肾亏虚。

三、临床表现

膝骨性关节炎的主要症状和体征是疼痛、肿胀、畸形和功能障碍等。

(一)症状

1.发病

一般发病缓慢,临床多见于中老年肥胖女性,或有外伤劳累史者。发病后,关节活动时会出现弹响或摩擦音。

2.疼痛

几乎所有膝关节骨性关节炎患者都有膝部疼痛,大多数患者膝痛属于轻度和中度,少数为重度,剧痛或不痛者少见,多为钝痛,伴沉重感、酸胀感、淤滞感、活动不适。属重度或剧烈疼痛者,或持续几天,或很快消失,少数也可持续较久。其疼痛特点表现为以下几方面。

(1)主动活动痛:主动活动痛重于被动活动痛,因主动活动时,肌肉收缩加重了关节负担,而发生疼痛。

(2)气温、环境因素痛:疼痛多与气温、气压、环境、情绪有关,秋冬加重。疼痛多位于髌股之间或股骨髁周围和膝关节内侧,膝外侧或后侧较少。2处或2处以上疼痛,或疼痛部位不定,经常变换者也少见。

(3)始动痛:膝关节处于某一静止体位较长时间,刚一开始变化体位时出现疼痛,也有人称之为"胶滞现象";活动后减轻,负重和活动多时又加重,具有"痛、轻、重"的规律。

(4)负重痛:加重膝关节负荷可引起膝关节痛。大多患者诉游泳、骑自行车时膝关节不痛,而上下楼、上下坡时膝关节痛,或由坐位或蹲位站起时痛,或是拉孩子、提或担重物时膝关节痛。这是由于加重了膝关节负荷而引起的膝关节痛。

(5)休息痛:膝关节长时间处于某一静止体位不动或夜间睡觉时疼痛,又称静止痛或休息痛。这主要与静脉血液回流不畅,造成髓腔及关节内压力增高有关。常需经常变换体位,疼痛才得以缓解。

(二)体征

1.肿胀

肿胀多由于软组织变性、增生,关节积液致滑膜肥厚、脂肪垫增大等引起,有些是因骨质增生、骨赘形成引起。较多见的是上述 2 种或 3 种原因并存。以髌上囊及髌下脂肪垫肿胀较多见,也可以是全膝肿胀。一般将肿胀分为 3 度:略比健侧肿胀为轻度,肿胀达到与髌骨相平的水平为中度,高出髌骨为重度。临床以轻度和中度肿胀多见。也有表现为局限性肿胀者,多见于髌骨上方内外侧,与关节内压力增加,髌上囊向内或向外疝出有关。还常见于内、外膝眼及腘窝处。

2.畸形

关节对线不良。以膝内翻畸形最为常见,这与股骨内髁圆而凸起,胫骨内侧平台轻度凹陷,而且骨质相对疏松又兼内侧半月板较薄弱有关。严重者伴有小腿内旋。畸形使膝关节负荷更加不匀,越发加重畸形。另一个常见畸形是髌骨力线不正,或髌骨增大。由于股内侧肌萎缩,使髌骨内、外侧牵拉力量不均衡,受外侧强韧的支持带牵拉髌骨外移。因骨质增生而髌骨显得增大。

3.压痛

在膝髌周围有明显压痛。髌骨研磨试验阳性。

4.功能障碍

膝骨关节炎所引起的功能障碍可分为关节活动协调性异常及关节屈伸活动范围减少。绝大多数属于功能受限,很少见到关节功能永久性完全丧失者。但有个别病例关节绞锁,关节活动可能完全受限,不能支撑负重,但当关节绞锁解除后,症状都能有所缓解。功能障碍主要有以下几种情况。

(1)运动节律异常:关节协调性异常即节律改变,如关节打软、滑落感、跪倒感、错动感,以及绞锁、弹响或摩擦音等。

(2)自我感觉异常:走路打软或跪倒感、错动感较为常见,尤其是上下台阶或走不平的路时,患者常常突然自觉患膝有一种要跪倒的滑落感,由于不稳而担忧。这是损坏的关节软骨面受压所致,或关节稳定装置功能障碍,如股四头肌,尤其股内侧肌力量减弱所致。经常打软也会加重关节软骨的损伤。摩擦音为细碎的响声,响声来自关节内者,多是关节面有较大的缺陷或凹凸不平,或游离体、破裂的半月板卡于两骨之间所致,不同于生理性关节声响,后者仅见于活动之初,清脆短促,活动 2～3 次之后即可消失。也可能由于肌腱或肌腱周围组织炎症渗出而产生摩擦音。这 2 种病理摩擦音的性质和部位不同,不难区别。

(3)绞锁现象:绞锁是 2 个关节面之间卡进异常物体,如游离体、破裂的半月板,引起较重症状,多为突然发生,剧烈疼痛,关节不能活动,不敢屈也不敢伸,也不能负重,常伴恐惧感,有时可因突然自行解锁而致症状明显缓解,或需医生施以手法紧急解锁。滑膜皱襞卡进两骨之间,也可产生类似的症状,称为假性绞锁,因为它没有真正卡住,很容易自行缓解,但往往反复发生。频繁的真正绞锁,无疑会损伤关节软骨面,应针对其病因,彻底治疗。

5.运动能力减弱

包括关节僵硬、不稳,活动范围减少,以及生活和工作能力下降等。

(1)关节僵硬:指经过休息,尤其是当膝关节长时间处于某一体位时,自觉活动不利,特别是起动困难,或称为胶滞现象。这是一种弹性僵硬,与摩擦和粘连不同,可以随膝关节活动而改善。也不同于类风湿关节炎早晨起床时的僵硬,此种僵硬可见于任何时间的长久不动之后。

(2)不稳:常见原因之一是伸膝支撑稳定的力量减弱,如股四头肌萎缩。另外是侧向不稳,表现为步态摇摆,如膝关节反复肿胀,积液较多,关节松弛,而致关节不稳。

(3)关节屈伸活动范围减少:关节经常出现肿胀、疼痛,被迫处于轻度屈膝位以增加关节腔内容积,久之则腘绳肌痉挛,伸直受限。股四头肌力量减弱也能引起伸膝受限。屈曲受限多是关节囊挛缩、骨质增生、关节面不平、髌骨移动度减少,甚至关节内或关节外粘连,用力屈曲则增加关节内压力而引起不适;或因增生物或粘连而妨碍屈曲,也可能影响伸直。骨性关节炎多引起膝关节活动范围减少,很少使关节强直、不能活动。

(4)步行能力:主要看平地步行的距离和速度,上下台阶,蹲、坐、站、走、跑、跳等日常活动能力是否正常,是减弱还是丧失,以及完成联合动作如穿鞋、系鞋带等动作的情况。

四、鉴别诊断

(一)风湿性膝关节炎

风湿性膝关节炎主要表现为全身发热,膝关节红、肿、热、痛,实验室检查红细胞沉降率、抗"O"升高。

(二)类风湿关节炎

类风湿关节炎多发生在青年女性,患者病史时间长,实验室检查红细胞沉降率、抗"O"升高。

(三)半月板损伤

半月板损伤多发生在青年男性,有明显的外伤史,上、下楼梯时疼痛显著,大腿肌肉有萎缩。X线上无异常表现;膝骨关节炎 X 线正、侧位片提示膝关节骨质疏松、脱钙,边缘有骨质增生,骨赘形成,关节间隙变窄,软骨下骨硬化和囊性变,有时可见游离体。

五、辨证论治

(一)肝肾亏虚证

(1)症状:关节疼痛、肿胀,时轻时重,屈伸不利,或伴关节弹响,腰膝酸软,腰腿不利,屈伸运动时疼痛加剧;或伴关节变形,筋肉萎缩,形寒肢冷;或五心烦热,午后潮热。舌淡,或有瘀点、瘀斑,苔白或白腻,脉沉细或沉细涩。

(2)治法:补益肝肾,强筋健骨。

(二)寒湿痹阻证

(1)症状:肢体、关节酸痛,或关节局部肿胀,屈伸不利,局部畏寒,皮色不红,触之不热,得热痛减,遇寒痛增,活动时疼痛加重;或伴腰膝酸软,四肢乏力;或纳食欠佳,大便溏薄,小便清长。舌苔薄白或白滑,脉弦紧或弦缓。

(2)治法:温经散寒,除湿通络。

(三)湿热阻络证

(1)症状:关节红肿热痛,活动不利,拒按,局部触之灼热,口渴,烦闷不安;或伴腰膝酸软,四肢乏力,大便干结,小便黄。舌质红,苔黄腻,脉濡数或滑数。

(2)治法:清热利湿,宣痹通络。

(四)痰瘀互结证

(1)症状:曾有外伤史,或痹痛日久,关节刺痛、掣痛,或疼痛较剧,入夜尤甚,痛有定处;或伴肢体麻木,不可屈伸,反复发作,骨关节僵硬变形,关节及周围可见瘀色。舌质紫暗或有瘀点、瘀斑,苔白腻或黄腻,脉细涩。

(2)治法:益气活血,化痰通络。

(五)气血两虚证

(1)症状:关节酸沉,隐隐作痛,屈伸不利,肢体麻木,四肢乏力;或伴形体虚弱,面色无华,汗出畏寒,时感心悸,纳呆,尿多便溏。舌淡,苔薄白,脉沉细或沉虚而缓。

(2)治法:益气养血,舒筋和络。

六、针灸疗法

(一)电针疗法

(1)取穴:犊鼻、内膝眼、鹤顶、足三里、阿是穴。

(2)操作方法:常规操作,采用疏密波,电流强度以患者能耐受为度,时间为30分钟。每天1次,14次为1个疗程,连续治疗2个疗程。

(二)穴位注射疗法

(1)取穴:肾俞、足三里、梁丘、阴陵泉、血海、阳陵泉。

(2)操作方法:用5 mL注射器抽取复方当归注射液进行常规操作,双侧穴位各缓慢注射2 mL。1周1次,14天为1个疗程,连续治疗2个疗程。

(三)穴位埋线疗法

(1)取穴:血海、梁丘、鹤顶、阳陵泉、足三里、阿是穴、委中、浮郄、肾俞。

(2)操作方法:将0号医用羊肠线剪成0.8~2 cm,穿刺针埋线法常规操作。其中肾俞穴穿入2 cm羊肠线向下斜刺,其余穴位直刺。30天1次3次为1个疗程。

(四)灸法治疗

(1)取穴:大杼、阳陵泉。

(2)操作方法:艾条温和灸,每穴灸10~15分钟,每天1次,10次为1个疗程。

(五)拔罐疗法

(1)取穴:梁丘、血海、阳陵泉、阴陵泉。

(2)操作方法:采用留罐法,每次留罐3~5分钟,隔天1次,5次为1个疗程。

(六)拔罐疗法

(1)取穴:阿是穴。

(2)操作方法:常规消毒,用三棱针在膝关节局部压痛点点刺2~3次至出血,然后在点刺部位拔火罐,留置5~10分钟后起罐。一般选取1~2个压痛点施以刺络拔罐法,隔天治疗1次,5次为1个疗程。

七、预防与调护

(1)膝骨关节炎是一种常见的慢性退行性病变,若拖延不治,晚期将导致膝关节变形,甚至可能造成残疾。临床研究表明,腧穴特种疗法治疗本病有很好的疗效。

(2)平时要注意控制体重,及时和妥善治疗关节外伤、感染、代谢异常等原发病。

(3)局部注意保暖,避免长时间站立及长距离行走,更不要盲目地反复屈伸膝关节、揉按髌骨,尽量减少上下台阶等使膝关节屈曲负重的运动,以减少关节软骨的磨损。

（4）保持乐观的心态,平时少量多次饮用牛奶,多晒太阳,必要时补充钙剂。多食芦笋、鸡蛋、大蒜、洋葱等含硫的食物,骨骼、软骨和结缔组织的修补与重建都要以硫为原料,补充它也有助于钙的吸收。

第五章　常见妇科疾病

第一节　痛　经

一、概述

原发性痛经指非盆腔器质性病变导致的痛经,多见于未婚青年女性。本病多于月经初潮后1～2年内出现,临床症状为月经前和/或行经期间出现的下腹部及腰部疼痛,同时可伴有恶心、呕吐、腹泻、肢冷、头晕、乏力,严重者甚至出现晕厥,影响患者生活质量与工作。

痛经是指妇女正值经期或行经前后出现周期性小腹疼痛,或痛引腰骶,甚则剧痛昏厥,在中医属于"经行腹痛"的疾病范畴。

二、病因、病机

痛经病因有受寒饮冷、情志不和、久病体虚等。病机分虚实两端,实证多因气血运行不畅,导致"不通则痛"。虚证多因气血虚弱或肝肾亏虚,导致胞宫"不荣则痛"。之所以随月经周期而发作,与经期冲任气血变化有关。非行经期间,冲任气血平和,致病因素尚未能引起冲任、胞宫气血阻滞或失养,故不发生疼痛,而在经期或经期前后,由于血海由满盈而溢泻,气血盛实而骤虚,冲任、胞宫气血变化急骤,致病因素乘时而作,导致痛经。

实证痛经应分气滞血瘀、寒凝血瘀和湿热瘀阻,虚证痛经应分气血虚弱和肾气亏虚。

三、临床表现

下腹疼痛是痛经的主要症状。疼痛最早出现于经前12小时,月经第1天最剧烈,常呈阵发性痉挛性疼痛,持续时间长短不一,多于2～3天后缓解。严重者疼痛可放射到外阴、肛门、腰骶部、大腿内侧。

四、鉴别诊断

(一)原发性痛经与继发性痛经

痛经分为原发性痛经和继发性痛经。原发性痛经:仅仅有周期性月经期痛,而没有相关的器质性疾病。最常见于20～30岁的女性,然后随着年龄的增长,发生率逐渐下降,妊娠生产后,多数人的症状自行减轻。原发性痛经的诊断,只有在排除了器质性的病变后,才可以确诊。继发性痛经:随着年龄的增长而逐渐增多,常伴有其他妇科症状。这与常见妇科病的发病率增高有关。例如,子宫内膜异位症、子宫内膜息肉、子宫腺肌病、子宫肌瘤、月经流出通道的梗阻和盆腔炎症性疾病等。继发性痛经的原发病,需要到妇科门诊进行治疗。

鉴别关键在于有无生殖器病变。原发性痛经多见于初潮后及青年未婚未育的女子,妇科检查盆腔无明显的生殖器官器质性病变;继发性痛经者原无痛经病史,若干年后开始出现痛经,多发于已婚或经产妇,以子宫内膜异位症引起者多见。明确原发、继发更有利于针对病因治疗。

(二)异位妊娠

有停经史或月经量少,若异位妊娠破裂出血,则伴发一侧下腹部剧烈疼痛拒按,腹肌紧张,血 HCG 及 B 超检查有助于诊断。

(三)先兆流产

有停经史及早孕反应,可见阴道流血,妊娠试验阳性,B 超检查子宫腔内有孕囊。

(四)盆腔炎性疾病后遗症

平素腰骶部及小腹坠痛,经期加重,带下量多,有异味,月经量多,甚至经期延长,妇科检查有阳性发现。

五、辨证论治

(一)气滞血瘀证

(1)症状:每于经前一两日或经期中小腹胀痛,拒按,经量少或行经不畅,经色紫黯有块,血块排出疼痛可减,经净后疼痛自消;常伴见胸胁、乳房作胀,舌质黯或见瘀点,脉弦或弦滑。

(2)治法:理气化瘀、调经止痛。

(二)寒凝血瘀证

1.阳虚内寒证

(1)症状:经期或经后小腹冷痛喜按,得热痛减,经量少,经色黯淡;腰腿酸软,小便清长,脉沉、苔白润。

(2)治法:温经散寒、暖宫止痛。

2.寒湿凝滞证

(1)症状:经前数天或经期小腹冷痛,得热痛减,按之痛甚,经量少,经色黯黑有块;或有畏冷身痛,苔白腻,脉沉紧。

(2)治法:温散寒湿、活血止痛。

3.湿热瘀阻证

(1)症状:经前、经期小腹胀痛,拒按,有灼热感,或伴有腰骶部胀痛;或平时小腹部时痛,经来疼痛加剧,经色黯红,质稠或有块;素常带下量多,色黄质稠有臭味;或伴有低热起伏,小便黄赤;舌质红,苔黄腻,脉滑数或弦数。

(2)治法:清热除湿、活血止痛。

4.气血虚弱证

(1)症状:经净后或经前或经期小腹隐隐作痛,喜揉按,月经量少,色淡、质薄;神疲乏力,面色萎黄,或食欲不振,舌质淡,苔薄白,脉细弱。

(2)治法:益气补血、调经止痛。

5.肝肾亏虚证

(1)症状:经期或经后一二日内小腹绵绵作痛,经色黯淡,经量少而质薄;或有耳鸣、头晕、眼花;或腰酸,小腹空坠不温;或潮热、脉细弱或沉细,苔薄白或薄黄。

(2)治法:补益肝肾、调经止痛。

六、针灸疗法

(一)毫针刺法

1.治法一

(1)取穴:气海、关元、中极、次髎、足三里、三阴交、地机。

(2)辨证配穴:气滞血瘀加太冲、合谷;寒湿凝滞加水道、命门;湿热瘀阻加阴陵泉、内庭;气血虚弱加脾俞、胃俞;肝肾亏虚加太溪、肝俞、肾俞。

(3)操作方法:针关元与中极穴时,嘱患者排空小便,用 1.5 寸毫针与皮肤成

15°～30°向下斜刺 1 寸,施以捻转补法,使针感向会阴方向扩散。针刺次髎穴时,患者取俯卧位,以 3 寸毫针刺入第二骶后孔,令针感至会阴部或小腹部为度,施捻转法 1 分钟,手法宜轻柔,不宜滞针。其余各穴均以 1.5 寸毫针迅速刺入透皮,后徐徐进针,施以轻度提插捻转,至针下稍有沉紧感即可,切忌峻补重泻,留针 30 分钟。黄体期开始治疗,每天或隔天针刺治疗 1 次,直至月经来潮停止治疗,1 个月经周期为 1 个疗程,共治疗 3 个月经周期。

2.治法二

(1)取穴:合谷、三阴交。

(2)操作方法:实证用泻法,虚证用补法。

(二)皮肤针疗法

(1)取穴:腰椎至尾椎,脐部至耻骨联合处。

(2)操作方法:叩(不出血为宜),可调节冲、任、督脉之气,以达行气止痛之功。每次月经前 3～5 天开始,每天 1 次,每次 15 分钟,连用 3 个周期。

(三)耳针疗法

1.治法一

(1)取穴:内生殖器、腹、神门、皮质下、内分泌、肝、肾。

(2)操作方法:耳穴可采用电针、耳压等方法进行治疗。针刺时,左手手指托住耳郭,右手持针,将 0.5 寸毫针刺入相应耳穴上,刺入深约 2 mm 左右,小幅度捻转,接上电针,疏密波,每次 30 分钟,双耳交替针刺。耳压治疗,选穴同上,留埋期间每天用手指按压耳穴 3～4 次,每次 5 分钟,按压时以耳朵微微发热为佳。耳穴治疗自排卵期后开始治疗,3～4 天/次,一般患者直至月经来潮停止治疗,若月经来潮时仍疼痛甚者,可继续行耳穴治疗。每个月经周期治疗 3～5 次,连续治疗 3 个月经周期。

2.治法二

(1)取穴:子宫、内分泌、神门、皮质、交感、肝、肾。

(2)操作方法:耳部穴位常规消毒后,用 0.6 cm×0.6 cm 胶布粘王不留行籽 1 粒贴压在相应耳穴上,并嘱患者用手指每天按压 4～6 次,每次 1 分钟,使耳郭有热、胀、痛感。每次取单侧耳穴,两耳交替,每 3 天更换 1 次。

3.治法三

(1)取穴:内生殖器、内分泌、神门、缘中、腹、盆腔。

(2)辨证配穴:肝、肾、交感、皮质下。

(3)操作方法:先以75%乙醇棉球擦耳郭皮肤,再用干棉球擦净。用镊子夹起中间粘有压物的小方胶布,置于所选之穴区,并将其粘牢压紧。待各穴贴压完毕,即予以按压,直至耳郭发热潮红,并嘱患者协助每天按压2～3次。按压时注意将拇、示二指分置耳郭内外侧,扶持压物,先做左右圆形移动,寻得敏感点后,即采用一压一放式按压法,反复对压,每穴持续半分钟左右。按压的强度当根据自我的感受,不可太过用力。每贴压耳豆1次,可在耳上放置3～5天,每天自行按压2～3次,贴压5次为1个疗程,中间休息1周,再进行下1个疗程。一般两耳轮换贴压。

4.治法四

(1)取穴:神门、子宫、内分泌、皮质下、交感、肾。

(2)操作方法:一般单侧耳穴贴压,两耳交替,每天更换1次,疼痛剧烈者双耳贴压。

5.治法五

(1)取穴:神门、子宫、内分泌、皮质下、交感。

(2)辨证配穴:腹、肝、肾、脾。

6.治法六

(1)取穴:神门、子宫、内分泌、皮质下、交感、肾、肝。

(2)操作方法:一般选用单侧耳穴点刺放血,两耳交替,每天1次。先用棉签蘸皮肤消毒液安尔碘溶液,擦拭耳郭皮肤。然后取一次性5号注射针头,从上至下逐一点刺耳穴,刺破皮肤出血即可,切不可刺之过深,刺到软骨可导致剧烈疼痛,患者难以接受。刺出血后,再用棉签取消毒液,反复擦拭针孔处,直到针孔部位不再出血,最后用消毒干棉球按压针孔,即可结束治疗。在治疗过程中患者即可感觉局部产生痛、热、胀感,告诉患者此是正常的针感。于痛经发生的当天开始治疗,直至疼痛缓解。下次月经来潮时无论有无痛经,均应在来潮时进行耳穴治疗。若有疼痛,治疗至痛止;若无疼痛,连治3天即可。

7.治法七

(1)取穴:皮质下、内分泌、交感、子宫、卵巢。

(2)操作方法:在月经来前3～5天,用王不留行籽或小磁珠压穴,每天按揉数次,调和气血以止痛;疼痛较重者可用埋针法。气滞血瘀可加耳穴肝、神门;痰湿凝滞加耳穴脾、胃;湿热瘀滞加耳穴三焦、腹;气血虚弱加耳穴心、脾;肝肾亏虚加耳穴肝、肾。

(四)电针疗法

(1)取穴:中极、关元、三阴交、血海、地机、足三里穴。

(2)操作方法:针刺得气后,接上电针治疗仪,通以疏密波或连续波,电量以中度刺激为宜,每次通电15~30分钟,每天1~2次。于经前3天施治,至疼痛缓解为止。

(五)穴位注射疗法

1.治法一

(1)取穴:中极、次髎、三阴交、地机。

(2)操作方法:常用的注射液包括丹参注射液、维生素K注射液、当归注射液、四氢帕马丁注射液等。穴位皮肤常规消毒,快速直刺进入皮下,达到一定深度,患者有明显麻胀感后抽无回血,缓慢注入注射液,每个穴位注射1mL注射液,出针后用消毒干棉球按压针孔片刻,排卵期后开始治疗,每周3次,直至月经来潮停止治疗,连续治疗3个月经周期。

2.治法二

(1)取穴:双侧三阴交。

(2)操作方法:患者仰卧位,穴位区域常规消毒,用5mL一次性注射器抽取丹参注射液2mL,将注射器针头快速刺入三阴交穴,提插捻转,使患者产生酸胀、沉重的感觉,抽吸无回血后,缓慢注入药液,每侧穴位注入1mL,后用消毒棉球按压针眼,防止出血,最后用输液贴贴于针眼处,以防感染。1个月经周期治疗1次。

(六)灸法治疗

1.治法一

(1)取穴:关元、中极、神阙、次髎、肾俞、命门、三阴交。

(2)操作方法:待针刺入穴位得气后,于针柄尾端置入长度3cm、直径2cm的艾炷,需与皮肤保持一定距离自下而上点燃施灸,待患者自觉皮肤发烫后,在艾灸与皮肤之间垫小块隔板,防止温热感过强出现烫伤现象。每次选择2个主穴、1个配穴进行艾灸,每穴1柱,隔天一次。在温针灸时,点燃艾条对准患者神阙穴施以温和灸,当局部皮肤有温热感而无灼痛为宜。自排卵期后开始治疗,直至月经来潮停止治疗,连续治疗3个月经周期。此外,血瘀重者还可用吴茱萸、白芍、乳香、没药、玄胡、冰片、五灵脂等药物磨成药粉制成药饼,置于穴位之上行隔药饼灸。

2.治法二

（1）取穴：关元、气海、曲骨、上髎、三阴交，每次取 3 个穴。

（2）操作方法：于经前 3 天用艾条温和灸，每穴施灸 20 分钟，每天一次，连续治疗，4 天为 1 个疗程，适用于各型痛经。

3.治法三

（1）取穴：气海、关元、中极、子宫、归来、八髎。

（2）辨证配穴：气血虚弱型加足三里、三阴交；气滞血瘀型加中都、血海；寒湿凝滞型加阴陵泉、水道；肝肾亏损型加曲泉、太溪。

（3）药饼制作：当归、香附、肉桂、红花、吴茱萸等各等份，研末备用。使用时用姜汁调和，并制成直径 4 cm、厚 2 cm 药饼。治疗前嘱患者平（俯）卧于床上，将药饼放置于所选相应穴位，其上放置直径 2 cm、高 2 cm 的 3 年陈艾炷，以患者感觉温热舒适不灼烫、灸处皮肤出现红晕为度。每次灸 3 壮，隔天 1 次。在每次月经前 10 天开始进行隔药饼灸，月经期停止。每次取 3～4 穴进行治疗。对于不适合隔药饼灸治疗的穴位可以采用悬灸法。3 个月经周期为 1 个疗程。

4.治法四

（1）取穴：关元、肾俞、中极、地机。

（2）辨证配穴：疼痛重，加次髎；寒证重，加命门；腹胀，加天枢。

（3）操作方法：将鲜生姜片切成厚约 0.3 cm 的生姜片，用针扎孔数个，置施灸穴位上，用大艾炷（重量约 1.5 g）点燃放在姜片中心施灸，若患者有灼痛感可将姜片提起，使之离开皮肤片刻，旋即放下，再行灸治，反复进行，以局部皮肤潮红湿润为度。每穴施灸 5～10 壮，施灸壮数依痛经程度而定，轻度用 5 壮，中度用 8 壮，重度用 10 壮。治疗于每次行经前 1 周左右开始，每天 1 次，7 天为 1 个疗程。

5.治法五

（1）取穴：三阴交、关元、命门。

（2）操作方法：患者取仰卧位，常规暴露施灸部位，将百笑灸用医用胶布粘贴在三阴交穴上，然后拔开灸筒盖，安装好灸芯、点燃灸性后扣合在灸筒上。左右旋转筒身，通过调节进气孔大小，使灸温度适中（一般温度为 42 ℃）。升降灸筒盖也可调节灸温，以皮肤感到明显的灼热感为度。待 30 分钟后，皮肤热感消失，灸筒壁凉，灸芯中灸炷燃烧完毕后，拔开灸筒盖，取下灸芯，将灸芯按压熄火或放入盛水容器中熄灭。然后用同法在关元穴处施以百笑灸 30 分钟。次日，患者取俯卧位，皮肤常规消毒，在命门穴处施以百笑灸 30 分钟，然后在三阴交穴施以百笑灸30分钟。在月经来潮前10天开始治疗,每天1次,仰卧与俯卧位交替进行,灸至月经来潮。以1个月经周期为1个疗程。

6.治法六

(1)取穴:中极、三阴交、子宫穴(中极穴旁开3寸)。

(2)辨证配穴:肝肾亏虚者加肾俞、命门、足三里;气血不足者加关元、血海、脾俞;气寒凝者加膈俞、丰隆、气海、地机;疼痛较重者加次髎、太冲、地机、合阳。

(3)操作方法:在月经周期前1周开始治疗。患者取卧位,针刺所选穴位,多用平补平泻手法,虚证适当用上补法,疼痛较重者用泻法,主穴必取。针刺得气后,选1 cm长艾炷夹在针刺子宫穴的针柄上,灸3~5壮。月经期艾灸子宫穴减至1~2壮,并以针刺背俞穴为主。每次40分钟,10次(1个月经周期)为1个疗程。

7.治法七

(1)取穴:关元、气海、天枢、归来、曲骨、三阴交、次髎、中髎。

(2)操作方法:采用温和灸。将艾条点燃端对准穴位,距皮肤2 cm处施灸,每穴灸15~20分钟,以皮肤有灼热感为度;然后改俯卧位,同法灸治背面的次髎或中髎。每天1次,10次为1个疗程。选择治疗时间一般在月经来潮前数天开始,到月经干净后数天。

(七)拔罐疗法

(1)取穴:肝俞、膈俞、血海、次髎。

(2)操作方法:患者俯卧位,在穴位及腰骶部附近寻找瘀积的小血管,用左手拇示指提捏穴位附近,使局部血液循环增加,常规消毒后,用一次性采血针对准已消毒的部位,快速刺入5~8次,拇示指挤压出血部位后,再将火罐置于放血部位,出血量控制在5 mL以内。月经前10天开始治疗,每周3次,月经来停止治疗,1个月经周期为1个疗程,共治疗3个月经周期。

七、预防与调护

(1)青春期少女由于生殖器官发育尚不成熟,精神情绪不够稳定,对月经缺乏正确的认识,最易出现痛经。因此要学习有关的生理卫生知识,正确认识月经是一种正常的生理现象,经期要注意保持情绪乐观,消除对月经恐惧或紧张的心理,以免血液流动不畅而气血瘀加重痛经的症状。

(2)注意经期卫生,避免剧烈运动、过度劳累。经期忌食生冷食物,注意腹部保暖,冷天外出要注意添加衣服,以防寒冷刺激,避免冷水洗浴,或在冷环境中工作。平时注意加强身体锻炼,增强体质。加强营养,多食高蛋白食物,如鱼、肉、蛋等以及新鲜蔬菜、水果。蔬菜中含有大量维生素和无机盐,与高蛋白食物搭配既保证营养又增进食欲,还有利于大便通畅,从而改善痛经。

第二节 闭 经

一、概述

闭经指月经的缺失或异常中断,是一种常见的妇产科疾病,其包括原发性闭经和继发性闭经。原发性闭经是指 16 岁第二性征已发育,无月经来潮或 14 岁无第二性征发育。继发性闭经则为曾建立正常月经,在正常绝经年龄前的任何时间(除妊娠期或哺乳期)月经停止来潮超过 6 个月,或按自身原来的月经周期计算停经 3 个周期以上者。原发性闭经发病率较低,约占闭经的 5%。临床上以继发性闭经多见。

二、病因、病机

闭经的原因十分复杂,若按"辨证求因"的原则,可分为虚实两端。虚者多因先天不足,或后天损伤,以致肝肾不足,或气血虚弱,导致血虚精少,血海空虚,无余血可下;但也有阴虚血燥而致闭经者实者多因邪气阻隔,如气滞血瘀,痰湿阻滞等因素,导致脉道不通,阻碍经血下行。

(一)肝肾不足

先天不足,精气未充,肝血虚少,冲任失于充养,无经血可下;或因多产、堕胎、房劳及久病伤肾,俾肾精亏耗,肝血亦亏,精血匮乏,泉源枯竭,胞宫无血可下而形成闭经。

(二)气血虚弱

素体脾虚,或忧思劳倦,损伤心脾,营血不足;或大病久病,失血过多,哺乳过长,耗伤阴血等,以致冲任血虚,胞宫不能满溢而经闭。

(三)阴虚血燥

因阴虚而生热.虚多实少,多由素体阴虚;或久病失血伤阴,或过食辛热灼伤津血,或久病伤精耗阴,血海枯竭而致经闭。

(四)气滞血瘀

七情内伤,肝气郁结,血行不畅,瘀阻冲任,经水阻隔不行,故致经闭。

(五)寒气凝滞

经产之时,调摄不利,感受风冷寒邪;或内伤生冷,胞宫失温,血为寒凝运行不畅而致经闭不行。

(六)痰湿阻滞

肥胖之人,多痰多湿,痰湿壅阻经脉;或脾运失职,聚湿生痰,脂膏痰湿阻滞冲任,胞脉闭阻而经水不行。

三、临床表现

(一)症状

女性年逾 16 岁,虽有第二性征发育但无月经来潮,或年逾 14 岁,尚无第二性征发育及月经;或月经来潮后停止 3 个周期或 6 个月以上。应注意体格发育和营养状况,有无厌食、恶心,有无周期性下腹疼痛,有无体重改变(肥胖或消瘦),有无婚久不孕、痤疮、多毛、头痛、复视、溢乳、烘热汗出、烦躁、失眠、阴道干涩、毛发脱落、畏寒肢冷、性欲减退等症状。

(二)体征

(1)内外生殖器发育异常,如始基子宫或无子宫、无阴道,阴道横隔、无孔处女膜等。

(2)第二性征不发育或衰退等。

(3)乳房溢乳、嗅觉缺失。

四、鉴别诊断

主要与生理性的闭经相鉴别。

(一)青春期停经

少女月经初潮后,可有一段时间月经停闭,此属正常现象。

(二)妊娠期停经

已婚妇女或已有性生活史妇女原本月经正常,突然停经、或伴晨吐、择食等早孕反应,妊娠试验阳性,B 超检查可见孕囊或胎心搏动,脉多滑数。

(三)哺乳期停经

产后正值哺乳期,或哺乳日久,月经未潮,妊娠试验阴性,妇科检查子宫正常大小。

(四)自然绝经

已近更年期,原本月经正常或先有月经紊乱,继而月经停闭,伴有更年期综合征表现,妇科检查子宫正常大小或稍小,妊娠试验阴性。

(五)特殊月经生理

避年,月经一年一行,无不适,不影响受孕;暗经是终身无月经,但有生育能力。

五、辨证论治

本病辨证应根据发病原因、妇科证候、全身症状,并结合月经史及胎产史等以辨虚实。一般而论,年逾 16 周岁尚未行经,或已经行经而月经逐渐稀发、量少,继而停闭,并伴腰膝酸软、头晕眼花、面色萎黄、五心烦热,或畏寒肢冷、舌淡脉弱等虚象者,多属虚证;若以往月经尚正常,而骤然停闭,又形体肥胖、胸胁胀满、小腹疼痛,或脘闷痰多、脉多有力等实象者,多属实证。

(一)肾虚证

(1)症状:年逾 16 周岁尚未行经,或由月经后期、量少逐渐至经闭;腰酸腿软,头晕耳鸣,舌淡红苔少,脉沉弱或细涩。

(2)治法:补肾养血调经。

(二)脾虚证

(1)症状:月经停闭数月,肢倦神疲,食欲不振,脘腹胀闷,大便溏薄,面色淡黄,舌淡胖、有齿痕,苔白腻,脉缓弱。

(2)治法:健脾益气,养血调经。

(三)阴虚血燥证

(1)症状:月经量少而渐至停闭,五心烦热,两颧潮红,盗汗,或骨蒸劳热,或咳嗽唾血,舌红苔少,脉细数。

(2)治法:养阴清热调经。

(四)气滞血瘀证

(1)症状:月经停闭数月,下腹胀痛拒按,精神抑郁,烦躁易怒,胸胁胀满,嗳气叹息,舌紫暗或有瘀点,脉沉弦或涩而有力。

(2)治法:理气活血,祛瘀通经。

（五）痰湿阻滞证

（1）症状：月经停闭数月，带下量多、色白质稠，形体肥胖，或面浮肢肿，神疲肢倦，头晕目眩，心气短，胸脘满闷，舌淡胖，苔白腻，脉滑。

（2）治法：豁痰除湿，活血通经。

六、针灸疗法

（一）毫针刺法

1.治法一

（1）取穴：四神聪、百会、中脘、关元、子宫、卵巢、三阴交。

（2）辨证配穴：肾气虚者加肾俞、太溪；肾阴虚者加肾俞、太溪；肾阳虚者加肾俞、命门；脾虚者加脾俞、胃俞；血虚者加足三里、悬钟；气滞血瘀者加太冲、血海、膈俞；寒凝血瘀者加命门、膈俞；痰湿阻滞者加丰隆、阴陵泉。

（3）操作方法：四神聪、百会等头部穴位，采用快速平刺进针，针体与皮肤呈 $10°\sim15°$ 夹角，针刺四神聪穴时，针尖朝向百会穴，当针尖到达帽状腱膜下层时停止进针，以得气为度。针关元穴时，用 1.5 寸毫针与皮肤成 $15°\sim30°$ 角向下斜刺 1.0 寸，施以捻转补法，使针感向会阴方向扩散。针三阴交时，用 1.5 寸毫针沿胫骨边缘，针尖稍朝上，与皮肤呈 $45°$ 刺入，使针感向身体近端扩散。其余各穴均以 1.5 寸毫针迅速刺入透皮，后徐徐进针，施以轻度提插捻转，至针下稍有沉紧感即可，手法宜轻柔，切忌峻补重泻，留针 30 分钟。一般隔天针 1 次，10 次为 1 个疗程，疗程间休息 3～5 天，再行下 1 个疗程。当经治疗开始重建月经周期后，继续治疗 3 个月经周期。

2.治法二

（1）取穴：中极、归来、三阴交。

（2）辨证配穴：足三里、关元、太溪。气血虚弱证，加脾俞、气海、血海等穴；肝肾阴虚证，加肝俞、肾俞等穴；气滞血瘀证，加次髎、行间、太冲、膈俞等穴；寒邪凝滞证，加阴陵泉、丰隆等穴；痰湿凝滞证，加膈俞、水分等穴。

3.治法三

（1）取穴：曲骨、气冲、中极、归来、关元、子宫。

（2）操作方法：常规消毒后，选用毫针快速刺入皮肤，进针采用捻转提插进针，每隔 5 分钟行针 1 次，以加强针感，共留针 30 分钟。每天治疗 30 分钟，10 天为 1 个疗程。若治疗期间月经来潮则停止治疗，月经干净后继续治疗。

4.治法四

(1)取穴:中脘、下脘、天枢(双侧)、气海、关元、合谷(右侧)、外关(左侧)、足三里(双侧)、三阴交(左侧)、复溜(右侧)、太冲(双侧)。

(2)操作方法:针具及穴位常规消毒,嘱患者仰卧位,针刺得气后,对气海穴施以温通针法。"温通针法"的操作方法为左手拇指或示指切按穴位,右手将针刺入穴内,候气至,左手加重压力,右手拇指用力向前捻转9次,使针下沉紧,针尖拉着感应的部位连续小幅度重插轻提9次,拇指再向前连续捻按9次,针尖顶着有感应的部位推拿守气,使针下继续沉紧,同时押手施以关闭法(即左手拇指按压于穴位下方经络,防止针感下传),以促使针感传至病所,产生热感,守气1~3分钟,留针后,缓慢出针,按压针孔。足三里、三阴交行补法,双侧太冲行泻法,其余穴位施以平补平泻法,留针30分钟,隔天治疗1次,10次为1个疗程。

5.治法五

(1)取穴:关元、三阴交、归来、足三里、血海、肾俞。

(2)操作方法:常规消毒后,选用毫针快速刺入皮肤,行针至得气后施以平补平泻手法,腹部穴位要求针感向小腹部传导,其余穴位以患者有酸麻胀感为度,强度以患者适宜为度,留针30分钟。每天治疗1次,10次为1个疗程。若治疗期间月经来潮则停止治疗,月经干净后继续治疗。

(二)耳穴疗法

1.治法一

(1)取穴:子宫、内分泌、腹、肾、皮质下。

(2)操作方法:每次取选取以上2~3穴,毫针刺入后接电针,低频刺激,强度以患者耐受度为主,30分钟,隔天1次,双侧耳穴交替使用,经期停止治疗。也可选用耳压治疗,选穴同上。留埋期间每天用手指按压耳穴3~4次,每次5分钟,以耳朵微微发热为佳。

2.治法二

(1)取穴:内生殖器、内分泌、肝、肾、皮质下、神门。

(2)操作方法:常规选取穴位,用毫针进行中等刺激。

3.治法三

(1)取穴:耳部皮质下、内分泌、子宫、肾、肝、脾六穴。

(2)操作方法:取皮质下、内分泌、子宫、肾、肝、脾六穴,予75%乙醇常规消毒后探测耳郭敏感点,将王不留行籽(直径约5 mm)粘于医用胶布上贴于敏感处,每天以患者按压5次至出现酸胀、麻木、发热感,每次5分钟,双耳交替进行。

3周为1个疗程,月经期停止治疗。

(三)电针疗法

(1)取穴:气海、中极、中脘、归来、子宫、丰隆、血海、地机、三阴交、足三里。

(2)操作方法:患者取仰卧位,穴位常规消毒后,选用0.30 mm×40 mm毫针快速刺入皮肤,行针至得气后施以平补平泻手法,腹部穴位要求针感向小腹部传导,其余穴位以患者有酸麻胀感为度,脉冲电疗仪,选用连续波,强度以患者适宜为度,留针30分钟。每天治疗1次,10次为1个疗程。若治疗期间月经来潮则停止治疗,月经干净后继续治疗。

(四)穴位注射

(1)取穴:关元、子宫、次髎、肾俞、三阴交。

(2)操作方法:用2 mL注射器7号针头抽取2 mL维生素B_{12}。穴位皮肤常规消毒,快速直刺进入皮下,达到一定深度,患者有明显麻胀感后抽无回血,缓慢注入药液,出针后用消毒干棉球按压针孔片刻,每次选择2~3穴位交替进行注射,每天1次。

(五)穴位埋线

1.治法一

(1)取穴:天枢、带脉、子宫、脾俞、胃俞、肾俞、足三里、关元、中极、中脘。

(2)操作方法:取消毒的弯盘、剪刀、镊子、纱布、医用羊肠线、7号注射针头、0.35 mm×40 mm针灸针。将羊肠线分别剪成长约1 cm的一小段放在95%乙醇中,埋线时取出放在纱布上。局部皮肤消毒后,将针灸针穿入注射针头内,稍向后退少许,将羊肠线用镊子夹起,放进注射针头前端,羊肠线不要露出针头,然后倾斜地持注射针头及针灸针,快速将注射针头刺入皮内,针尖达患者肌肉层后,将注射针头稍向上提,同时将针灸针向下刺入,将羊肠线推入肌肉内,当针灸针针下有松动感时,说明羊肠线已进入肌肉内,即可将注射针头及针灸针一起拔出,再用棉棒按压针孔片刻至血止。1个月治疗1次,治疗6个月为1个疗程。

2.治法二

(1)取穴:天枢、水道、胃俞、肾俞、脾俞、足三里、中极、关元、中脘。

(2)操作方法:操作前准备好8号注射针头、弯盘、镊子等,通过医用羊肠线和针灸针实施穴位埋线。将羊肠线裁剪为小段,长度1 cm左右,浸泡于0.9%生理盐水中,埋线时取出羊肠线置于纱布上。消毒局部皮肤,将针灸针穿入注射针头中,通过镊子将羊肠线夹起,同时置入注射针头前端,保证羊肠线不外露。操作者斜着握住注射针头以及针灸针,迅速将注射针头刺入皮内,等到针尖到达肌肉层后稍微向上提起,向下将针灸针刺入。推羊肠线到肌肉中,感觉针灸针有松动感表明羊肠线已经进入肌肉内,拔除注射针头以及针灸针,止血。1个月进行2次治疗,治疗3个月为1个疗程。

(六)灸法治疗

1.治法一

(1)取穴:关元、肾俞、三阴交。

(2)辨证配穴:脾虚者加脾俞、足三里。

(3)操作方法:待针刺入穴位得气后,于针柄尾端置入长度 3 cm、直径 2 cm 的艾炷,需与皮肤保持一定距离自下而上点燃施灸,待患者自觉皮肤发烫后,在艾灸与皮肤之间垫小块隔板,防止温热感过强出现烫伤现象,每次选择 2 个主穴、1 个配穴进行艾灸,每穴 1 柱,隔天一次。

2.治法二

(1)取穴:背俞、血海、阴陵泉、三阴交、足三里、梁丘、中脘、下脘、天枢、气海。

(2)操作方法:采取俯卧位温针灸背部穴位,采取仰卧位温针灸腹部及下肢穴位。对相应穴位进行消毒,选用 0.30 mm×40 mm 管针,采用"重压轻弹"手法垂直刺入穴位,采用平补平泻法,得气后留针。在相应穴位上铺盖方形围边纸片,防止艾灰坠落烧伤皮肤或衣物。截取 2 cm 艾卷一段,在其中一端中心扎一小孔,深 1～1.5 cm,并点燃。将艾卷燃烧带孔一端顺着小孔向下插套在针尾和针柄上,对上述所有选穴进行施灸。艾卷燃端距离皮肤 2.5～3 cm。燃烧时间约 30 分钟,艾卷燃尽,用纸片包裹艾灰将其除去。稍停片刻后,常规起针。每天 1 次。

七、预防与调护

(1)积极治疗月经后期、月经量少等病,防止病情进一步发展,导致闭经的发生。

(2)保持心情舒畅,避免精神过度紧张,减少精神刺激。治疗中亦应注意精神调理。

(3)调节饮食,避免过分节食。经行之际,忌食过于寒凉酸冷之物,以免阴寒内盛,凝滞气血。

(4)积极治疗慢性消耗性疾病及寄生虫病,避免继发闭经。

第三节　不　孕

一、概述

不孕指育龄妇女未避孕,配偶生殖功能正常,有正常性生活,2年以上未孕者;或曾有过生育或流产,而又2年以上未孕者。前者为原发性不孕,后者为继发性不孕。本病可见于西医学的排卵功能障碍、输卵管阻塞、子宫内膜异位症、宫颈炎及内分泌失调等疾病中。

二、病因、病机

受孕是一个复杂的过程。怀孕双方在肾气盛、天癸至、任脉通、冲脉盛的条件下,女子月事以时下,男子精气溢泻两性相合,便媾成胎孕。因此,受孕的机制在于肾气充盛,天癸成熟,冲任二脉功能正常,男女两性相合可以构成胎孕。"男精壮而女经调,有子之道也"是构成胎孕的生理过程和必要条件,受孕须有一定的时机——氤氲之时为受孕的良机。可见不孕主要与肾气不足、冲任气血失调有关。

(一)肾虚

先天禀赋不足,或房事不节,损伤肾气,冲任虚衰,胞脉失于温煦,不能摄精成孕;或伤肾中真阳,命门火衰,不能化气行水,寒湿滞于冲任,湿壅胞脉,不能摄精成孕;或经期摄生不慎,涉水感寒,寒邪伤肾,损及冲任,寒客胞中,不能摄精成孕;或房事不节,耗伤精血,肾阴亏损,以致冲任血少,不能凝精成孕,甚则阴血不足,阴虚内热,热伏冲任,热扰血海,以致不能凝精成孕。

(二)肝郁

情志不畅,肝气郁结,疏泄失常,血气不和,冲任不能相资,以致不能摄精成孕。或盼子心切,烦躁焦虑,肝郁不舒,冲任失和,久而不孕。或由于冲任不调,血海蓄溢失常,引起月经不调,进而导致不孕。

(三)痰湿

素体肥胖,或恣食膏粱厚味,痰湿内盛,阻塞气机,冲任失司,闭塞胞宫,或脾失健运,饮食不节,痰湿内生,湿热流注下焦,滞于冲任,湿壅胞脉,都可导致不能怀孕。

（四）血虚

身体瘦弱,阴血虚少,或因疾病,失血伤津,使冲任空虚,不能含精而成孕;或因阴虚火旺,热伏冲任,灼伤精液,亦不可孕。

（五）血瘀

经期产后余血未净之际,涉水感寒,或不禁房事,邪与血结,瘀阻胞脉,以致不能摄精成孕。此外,由于分娩或妇科手术,使生殖器受到损伤,不能潴留精液,也可引起不孕。膀胱阴道瘘的妇女,继发不孕的也很多。这些原因所致的不孕,皆须手术治疗,方能奏效。

三、临床表现

育龄妇女未避孕,配偶生殖功能正常,有正常性生活,2年以上而未孕。兼见月经后期,量少色淡,面色晦暗,性欲淡漠,舌淡苔白,脉沉细或沉迟,为肾虚胞寒;精神不畅,烦躁易怒,经期不定,经来腹痛,行而不畅,量少色暗,经前乳房胀痛,舌质正常或暗红,苔薄白,脉弦,为肝气郁结;形体肥胖,头晕心悸,胸胁胀满,泛恶纳呆,经行推后,夹有血块,带下量多,质黏稠,苔白腻,脉滑,为痰瘀互阻。对子宫内膜异位症或子宫腺肌病引起的不孕,除了生殖管道机械性阻塞外,还存在免疫异常及性激素分泌紊乱。

四、鉴别诊断

属于先天器官发育异常及染色体异常的不孕症不在本章节治疗范围内。

（一）生殖器官异常

生殖器官异常性染色体正常但因副中肾管发育异常导致的先天性无子宫、始基子宫、幼稚子宫、子宫畸形如马鞍状子宫纵隔或半纵隔子宫、双角子宫、单角子宫以及阴道、宫颈的异常均可致不孕。

（二）染色体异常

染色体异常分为常染色体异常与性染色体异常,与不孕相关的性染色体异常主要有下面5类。

（1）特纳综合征:又称XO综合征或X单体综合征。核型是45,XO,是染色体数目的减少。

（2）超X综合征:核型为47,XXX,染色体数目多了1条,多出的是性染色体X。

（3）XX单纯性腺发育不全:虽然染色体组型为正常46,XX,但经检查可发现双侧卵巢不发育,呈条索状。

(4)睾丸女性化综合征:染色体组型为 46,XY,本来是男性,但外生殖器呈女性型,自幼即按女性生活,成人后因原发性无月经及不孕而就医。

(5)真两性畸形:染色体组型为 46,XX 或 46,XY 或嵌合成 46,XX46,XY等。但性腺既有卵巢,也有睾丸,常合长在一起,称卵睾。

五、辨证论治

(一)肾虚证

1.肾气虚证

(1)症状:婚久不孕,月经不调或停经,经量或多或少,色黯;腰膝酸软,精神疲倦,头晕耳鸣,小便清长;舌淡、苔薄,脉沉细,两尺尤甚。

(2)治法:补肾益气,温养冲任。

2.肾阳虚证

(1)症状:婚久不孕,月经迟发,或月经后期,或经闭,经色淡暗,性欲低下,小腹冷,带下量多,清稀如水;或子宫发育不良;头晕耳鸣,腰酸膝软,夜尿多;眼眶黯,面部黯斑,或环唇黯;舌质淡黯,苔白,脉沉细尺弱。

(2)治法:温肾暖宫,调补冲任。

3.肾阴虚证

(1)症状:婚久不孕,月经常提前,经量少或停经,经色鲜红;或经期延长,甚则崩中或漏下不止;形体消瘦,头晕耳鸣,腰酸膝软,五心烦热,失眠多梦,眼花心悸,肌肤失润,阴中干涩,性交痛;舌质稍红略干,苔少,脉细或细数。

(2)治法:滋肾养血,调补冲任。

(二)肝郁证

(1)症状:婚久不孕,月经或先或后,经量时多时少,或经来腹痛;或经前烦躁易怒,胸胁乳房胀痛,精神抑郁,善太息;舌黯红或舌边有瘀斑,脉弦细。

(2)治法:疏肝解郁,理血调经。

(三)血瘀证

(1)症状:婚久不孕,月经多延后,或周期正常,经来腹痛,甚或进行性加剧,经量多少不一,经色紫黯,有血块,块下痛减。时经行不畅、淋漓难净,或经间出血,或肛门坠胀不适,性交痛;舌质紫黯或舌边有瘀点,苔薄白,脉弦或弦细涩。

(2)治法:逐瘀荡胞,调经助孕。

(四)痰湿证

(1)症状:婚久不孕,多自青春期始即形体肥胖,月经常推后、稀发,甚则停经;带下量多,色白质黏无臭;头晕心悸,胸闷泛恶,面目虚浮;舌淡胖,苔白腻,脉滑。

(2)治法:燥湿化痰,行滞调经。

六、针灸疗法

(一)毫针刺法

1.治法一

(1)取穴:肝俞、归来、子宫、丰隆、三阴交等。

(2)辨证配穴:肝气郁结加曲泉、太冲等。痰湿加阴陵泉,膈俞等。血瘀加血海,合谷等。

2.治法二

(1)取穴:关元、气海、归来、子宫、肾俞、三阴交等。

(2)辨证取穴:肾虚加太溪、命门等。

(二)耳针疗法

1.治法一

(1)取穴:内生殖器、皮质下、脾、心、肾、肝、内分泌、神门。

(2)操作方法:每次2~4穴,或两耳交替。毫针刺法在月经周期第十二天开始,连续3天,可接电针。也可用揿针埋藏或用王不留行籽贴压。

2.治法二

(1)取穴:内分泌、肾、子宫、皮质下、卵巢。

(2)刺法:中等刺激,每天1次,每次2~3穴,10次为1个疗程。也可耳穴埋针。

(三)艾灸法

(1)取穴:神阙。

(2)操作方法:艾条温和灸,阴历每月初一至初七,连灸7天,每次40分钟,腹内肠鸣为佳。

七、预防与调护

(1)提倡婚前检查,及时发现男女双方生殖系统的先天畸形和不利于妊娠的因素。如结婚1年未孕应及时检查治疗,争取有利时机。

（2）做好计划生育,避免非意愿妊娠。注意预防产后、流产后的感染,防止继发不孕。

（3）注意卫生,洁身自好,避免发生生殖器官炎症及性传播疾病。

（4）尽量避免婚前性行为,减少意外妊娠流产可能导致的继发不孕。

（5）加强锻炼,注意营养,增强体质,不吸烟,不酗酒,保证充足的睡眠,为精卵的产生提供良好的物质基础。

（6）注意提高自身修养,保持良好心态,将有利于神经、内分泌系统的平衡,使精子、卵子有规律地生长、成熟和排出。

第四节　盆　腔　炎

一、概述

盆腔是指在下腹部,由髂骨和骶骨组成的盆状腔体。人体直立后,这里就形成了腹腔的最底部,如果发生了炎症就称为"盆腔炎"。中医妇科学把盆腔炎的病症包括在"带下病"范畴中,"带之为病"的"带",就是指中医经络中,奇经八脉的带脉病症。带下病会有小腹的坠胀疼痛,腰部软绵绵无力,好像坐在水里一样的虚证表现。在经络学理论中,对于奇经八脉有穴位分布的任脉和督脉。另外,还有没有具体穴位分布,与女性月经关系密切的冲脉和带脉。带脉的循行就像腰带一样,环绕腰腹部一周。如果带脉不和,可见妇女月经不调,赤白带下等症。

二、病因、病机

（一）带下过多

1.脾阳虚弱
饮食不节或忧思劳倦,日久伤脾,水湿内生,流注下焦。

2.肾阳不足
年老体衰,或久病及肾,肾阳虚损,水湿内聚,下注任带。

3.湿热下注
若脾虚湿盛,郁久化热,或肝气郁久化热,湿热下注而成带下病。

4.湿毒蕴结
经期产后,湿毒乘虚内侵,损伤任带,移浊之液下注。

(二)带下过少

1.肝肾亏损

先天禀赋不足,或年老体弱,或大病久病,耗伤精血,血少精亏,任带失养。

2.血枯瘀阻

随胎多产,或大病久病,暗耗营血,可致精亏血枯,瘀血内停,瘀阻血脉,阴津不得渗润胞宫、阴道。

三、临床表现

盆腔炎常表现为月经量增多、白带增多、下腹部坠痛及腰骶部酸痛,常在劳累、性交后及月经前后加剧。有时可有低热,易感疲乏,有神经衰弱症状。

(一)急性盆腔炎

起病急,病情重,检查时发现患者呈急性病容,体温高,心率快,下腹部有肌紧张、压痛及反跳痛。可出现下腹疼痛、发热、寒战、头痛、食欲不振。

(二)慢性盆腔炎

全身症状为有时低热,易感疲劳,下腹部坠胀、疼痛及腰骶部酸痛,常在劳累、性交后、月经前后加剧。部分患者由于病程长而出现神经衰弱症状,如失眠、精神不振等。

四、鉴别诊断

(一)盆腔淤血综合征

盆腔淤血综合征表现为腰臀部疼痛及小腹坠痛,向下肢放射,久站及劳累后加重。检查宫颈呈紫蓝色,但子宫及附件无异常,与盆腔炎的症状与体征不符。通过B超检查,盆腔静脉造影可以确诊。

(二)子宫内膜异位症

子宫内膜异位症主要表现是继发渐进性痛经,伴月经失调或不孕。若在子宫后壁、子宫骶骨韧带、后陷凹处有触痛性结节,即可诊断。此外,慢性盆腔炎久治无效者,应考虑有内膜异位症的可能。

(三)卵巢肿瘤

卵巢恶性肿瘤亦可表现为盆腔包块,与周围粘连、不活动,有压痛,与炎性包块易混。但其一般健康情况较差,病情发展迅速,疼痛为持续性,与月经周期无关。B超检查,可见腹部包块,有助于诊断。

五、辨证论治

(一)急性盆腔炎

1.热毒壅盛证

(1)症状:高热恶寒甚或寒战,下腹疼痛拒按,精神不振,口干口苦,恶心纳少,带下量多,色黄如脓,秽臭,大便秘结,小便黄赤,舌红,苔黄糙或黄腻,脉洪数或滑数。

(2)治法:清热解毒、利湿排脓。

2.湿热瘀结证

(1)症状:热势起伏,寒热往来,下腹部疼痛拒按,或胀满,带下量多黄稠臭秽,经量增多,经期延长,淋漓不止,大便溏或燥结,小便短赤,舌红有斑点,苔黄厚,脉弦滑。

(2)治法:清热利湿、化瘀止痛。

(二)慢性盆腔炎

1.湿热瘀结证

(1)症状:下腹胀痛或刺痛,痛处固定,腰骶胀痛,带下量多,色黄质稠;经行腹痛加重,经期延长或月经过多,口干但不欲饮,大便干结或黏腻,小便色黄;舌质红或暗红,或见边尖瘀斑,苔黄腻或白腻,脉弦滑或弦涩。

(2)治法:清热利湿、化瘀止痛。

2.气滞血瘀证

(1)症状:下腹胀痛或刺痛,痛处固定,腰骶胀痛,胸胁乳房胀痛,经行腹痛加重;经期延长或月经过多,经色暗红夹有血块,白带量多,偶尔色黄,舌暗红或见瘀斑,脉弦涩。

(2)治法:活血化瘀、理气止痛。

3.气虚血瘀证

(1)症状:下腹隐痛或刺痛,缠绵日久,痛延腰骶,经行加重,带下量多;精神萎靡,食少纳呆,疲乏无力,月经多伴有血块,舌暗红有瘀斑,苔白,脉弦涩无力。

(2)治法:益气健脾、化瘀散结。

4.寒湿凝滞证

(1)症状:下腹坠胀疼痛有冷感,腰骶冷痛不适,带下量多,色白质稀;形寒肢冷,喜热恶寒,经期腹痛加重;或见月经延后,量少,色紫暗,大便稀溏;舌质淡暗,苔白厚或滑腻,脉沉弦紧。

(2)治法:祛寒除湿、活血化瘀。

六、针灸疗法

(一)毫针刺法

(1)取穴:行经期(卵泡期)取十七椎、命门;经后期取三阴交、太溪、肾俞、膈俞;排卵期:气海、关元、子宫、足三里、复溜;经前期取气海、关元、阳陵泉、太冲。

(2)辨证取穴:湿热蕴结加蠡沟、阴陵泉;气滞血瘀加太冲、血海;肾阳虚加命门;肾阴虚加太溪;寒凝加足三里、关元温针灸;气虚加脾俞。

(3)操作方法:针刺前,嘱患者排空膀胱,并根据患者的体型和穴位定位以评估针刺深度。常规消毒后,选用一次性针灸针,快速透皮进针。各穴均以平补平泻法为主,针感强度以患者能忍受为度。留针30分钟,每周2~3次,10次为1个疗程,连续治疗3个月经周期。

(二)耳穴疗法

(1)取穴:子宫、卵巢、内分泌、腹、肝、交感。

(2)辨证取穴:气虚加脾;血热、湿热加耳尖放血;肾虚加肾。

(3)操作方法:耳郭局部常规消毒,将粘有王不留行籽的胶布(0.5 cm×0.5 cm)贴在相应耳穴上,并用手按压固定,以有酸胀痛热感为度。每次贴压一侧耳郭,每穴每天按压3~5次,每次5分钟,3天后换另外一侧耳郭。适用于慢性盆腔炎。

(三)穴位注射疗法

(1)取穴:肾俞、次髎、关元、子宫、三阴交、阴陵泉。

(2)操作方法:选用复方当归注射液,穴位皮肤常规消毒后,用5 mL注射器抽取复方当归注射液,垂直刺入穴位,进针得气,回抽无血时将复方当归注射液缓慢注入穴位。每次注射3~5穴,每穴注射1~2 mL,交替取穴。适用于慢性盆腔炎。

(四)穴位埋线疗法

(1)取穴:①气海、归来、肝俞。②关元、次髎、血海。

(2)辨证取穴:湿热加蠡沟、阴陵泉;寒凝加足三里;气虚加脾俞;肾虚加肾俞。

(3)操作方法:两组穴位交替进行,常规消毒,将1 cm长的羊肠线从埋线针头的针尖处装入针体,线头与针尖内缘齐。下腹部穴位由下向上斜刺,背部穴位由下向上平刺,进针得气,边推针芯边退针管,将羊肠线埋植于穴位皮下组织或肌层内,线头不得外露,消毒针孔,外敷无菌敷料。每 10 天治疗 1 次,两组穴位交替。适用于慢性盆腔炎。

(五)灸法治疗

(1)取穴:中极、归来。

(2)操作方法:取清艾条一支,点燃艾条,放置于穴位上约 1.5～2 寸距离,以患者皮肤有温和、舒适感后固定位置,每穴灸 10 分钟。每次经前期开始艾灸,直至行经期开始。灸法适用于慢性盆腔炎。

(六)拔罐疗法

(1)取穴:八髎、肾俞、子宫。

(2)辨证取穴:血瘀加膈俞;血热加大椎;湿热加脾俞、胃俞。

(3)操作方法:局部皮肤常规消毒,用三棱针或采血针重刺 3～5 下,然后用抽气管吸拔出血 3～5 mL,一般需留罐 5～15 分钟。此法适用于慢性盆腔炎患者,在行经期治疗 2～3 次。

七、预防与调护

(1)加强卫生宣教,注意经期、孕期及产期卫生。

(2)提高妇科生殖道手术操作技术,严格遵守无菌操作规程,术后作好护理,预防感染。

(3)增强体质,提高机体抗病能力。

(4)积极彻底治愈急性盆腔炎,防止转为慢性。

第六章　常见儿科疾病

第一节　小儿脑性瘫痪

一、概述

小儿脑性瘫痪是出生前到生后各种原因所致的非进行性脑损伤,临床主要表现为运动发育和姿势异常,运动功能受限,常伴有智力、感觉、行为异常,又称为小儿脑瘫。其病因复杂,多种产前、产时或产后因素。例如,先天性发育缺陷如畸形、宫内感染;获得性脑损伤如早产、低出生体重、窒息、缺氧缺血性脑病、核黄疸、外伤、感染等都可形成不同程度的大脑皮质萎缩,脑回变窄,脑沟增宽等病理改变,产生脑性瘫痪。还有不少病例很难肯定其确切的病因。本病中医学属于"五迟""五软""痿证""痴呆"等范畴。

二、病因、病机

(一)病因

五迟、五软的病因多为先天禀赋不足,也有因后天调摄失宜所致。

1.先天因素

父母精血虚损,或孕期调摄失宜,精神、起居、饮食、用药不慎等致病因素损伤胎元之气,或年高得子,或堕胎不成而成胎,或早产儿先天精气未充,髓脑未满,脏气虚弱,筋骨肌肉失养而成。

2.后天因素

分娩时难产、产伤,使颅内出血;或胎盘早剥、脐带绕颈,生后护理不当,发生窒息、中毒;或温热病后,因高热惊厥、昏迷造成脑髓受损;或抚育喂养失调,使脾胃亏损,气血虚弱,精髓不充,而致生长发育障碍。

(二)病机

本病病机,可概括为正虚和邪实两个方面。正虚是肝、肾、心、脾不足,气血虚弱,精髓不充;邪实为痰瘀阻滞心经脑络,心脑神明失主所致。小儿脑瘫多因先天禀赋不足,肝肾亏损,后天失养,气血虚弱所致。肾为先天之本,又主骨生髓,肝肾不足,则筋脉失养,行立均迟。齿为骨之余,骨弱则齿软,齿迟语迟。气血两亏,则肌肉失于濡养,酸软无力。发为血之余,血虚失养则发迟。后天养护不当,或久病大病后失于调养,以致脾胃亏损,气血虚弱,筋骨肌肉失去濡养。经络中之肝经和督脉与脑关系密切。肝足厥阴之脉,属肝,络胆,上出于额,与督脉会于巅。督脉入络于脑,脑为元神之府,肝经交会通于任脉,贯通血脉,与督脉相连,贯通脑府。

五、临床表现

(一)分型

根据瘫痪的不同性质,可分为以下不同类型。

1.痉挛型

痉挛型是临床上最常见的脑瘫类型,主要病变在锥体系。表现为肌张力增高、肌力差,腱反射亢进,病理反射阳性。两侧上肢肘关节屈曲,腕关节掌屈,拇指内收,下肢髋关节屈曲,膝关节屈曲,足跖屈。扶站时,足尖着地,膝反张,步行时呈剪刀步态等异常姿势。可见四肢瘫,或双瘫,或偏瘫。

2.不随意运动型

不随意运动型主要表现在锥体外系,临床的主要特征为全身肢体的不随意运动增多,表现为手足徐动,四肢震颤,舞蹈样动作,肌张力不全等。

3.肌张力低下型

此型比较少见,往往是其他类型的过渡形式。临床主要表现为肌张力低下,自主运动很少,抬头、坐位困难,常取仰卧位,仰卧位时,四肢外展、外旋,形成蛙姿位。

4.共济失调型

共济失调型多由小脑损伤引起,患儿表现有意向性震颤,眼球震颤,张口流涎,平衡功能障碍,躯干摇摆多动,步态不稳,走路时两足间距加宽,肌张力低下,肌肉的收缩调节能力障碍等。

5.强直型

全身肌张力显著增高,四肢呈僵硬状态,自主运动很难完成,被动活动也难达正常范围。

6.混合型

在患儿身上同时具有两种类型或两种类型以上脑瘫的特点。临床上最多见于痉挛型与不随意运动型相混合。

(二)症状

1.运动发育落后和瘫痪肢体运动障碍

患儿的运动发育里程碑落后,包括抬头、坐站立、独走等大运动以及手指的精细动作。

2.肌张力异常

因不同临床类型而异,痉挛型表现为肌张力增高;肌张力低下型则表现为瘫痪肢体松软,但仍可引出腱反射;手足徐动型表现为变异性肌张力不全。

3.姿势异常

姿势异常受异常肌张力和原始反射延迟消失不同情况的影响,患儿可出现多种肢体异常姿势,并因此影响其正常运动功能的发挥。体格检查中将患儿分别置于俯卧位、仰卧位、直立位,以及由仰卧牵拉成坐位时,即可发现瘫痪肢体的异常姿势和非正常体位。

4.反射异常

多种原始反射消失延迟。腱反射活跃,可引出踝阵挛和巴宾斯基征阳性。

四、鉴别诊断

(一)急性播散性脊髓炎

急性播散性脊髓炎多发生于青壮年,绝大多数患者病前数天或1～2周有上呼吸道感冒症状或疫苗接种史,受凉、过劳、外伤等常为发病诱因。其起病急,首发症状多为双下肢麻木、无力,病变部位疼痛,病变节段有束带感,常在2～3天达高峰临床上以病变部位水平以下肢体瘫痪、感觉缺失和括约肌障碍为主要特征。急性期可表现为脊髓休克。损害平面以下多有自主神经障碍。本病可在3～4周后进入恢复期,多数患者在发病后3～6个月基本恢复,少数病例留有不同程度的后遗症,但多不伴有痉挛性瘫痪、不自主运动、智能障碍及癫痫发作。

(二)周期性瘫痪

周期性瘫痪以反复发作的骨骼肌弛缓性瘫痪为特征,多于青少年期发病,中年以后发作渐趋减少,婴幼儿发病极少见。本病可因过劳、饱餐、寒冷、焦虑等因素诱发,一般多于饱餐后休息或剧烈运动后休息中发病。多从双下肢开始,然后延及双上肢,双侧对称,以近端较重。发作一般持续 6～24 小时,长者可达 1 周以上。本病呈不定期反复发作,多数患者发病时有血钾的改变(增高或降低),部分患者发作时心律失常,血压上升。发作间歇期肌力正常。依据发作过程、临床征象、试验室检查及家族史不难与小儿脑瘫鉴别。

(三)智力低下

一部分脑瘫患儿有智力低下,但脑瘫患儿的主要症状是运动功能障碍及肌张力改变,因此鉴别并不困难,其中唐氏综合征患儿虽有智力低下,但有特殊的面容、通贯手等特点,比较容易区别,必要时做染色体检查可以确诊。

(四)脑畸形

小头畸形、先天性脑积水、脑穿通畸形、胼胝体缺损、透明隔囊肿症、全前脑症、小脑发育不全等各种先天性的脑畸形,都有运动功能障碍、癫痫、智力低下等症状,常常与脑瘫混淆,CT 或 MRI 检查可以明确诊断。

(五)肌张力低下型脑瘫与进行性肌营养不良

进行性肌营养不良是遗传性神经肌肉性疾病,两者肌张力都低下,但前者腱反射存在并常伴有智力低下;后者腱反射消失、肌萎缩、有假性肌肥大、有特殊的起立姿势,智力正常,血清肌酸激酶增高,肌电图动作电位降低(低幅)或消失,有异常的多相电位,肌活检时肌纤维肥大呈玻璃样变,并有大量脂肪组织及结缔组织等特征性改变,可依此进行鉴别。

五、辨证论治

(一)肝肾亏损证

(1)症状:筋骨萎软,发育迟缓,坐起、站立、行走、生齿等明显迟于正常同龄儿,头项萎软,天柱骨倒,头颅方大,目无神采,反应迟钝,囟门宽大,夜卧不安,舌淡苔少,指纹淡。

(2)辨证:肝肾不足,不能荣养筋骨,则筋骨牙齿不能按期生长发育,见运动功能迟缓,头形方大,囟门宽大诸症。多见于大脑发育不全、智力低下、甲状腺功能低下、脑白质营养不良等退行性脑病及出生后脑损伤等症。

(3)治法:补肾填髓,养肝强筋。

(二)心脾两虚证

(1)症状:语言发育迟缓,精神呆滞,智力低下,头发生长迟缓,发稀萎黄,四肢萎软,肌肉松弛,口角流涎,吮吸咀嚼无力,或见弄舌;食欲欠佳,大便秘结,舌质淡胖,苔少,指纹色淡。

(2)辨证:心主神明,言为心声,心气虚弱,故语言迟钝,精神呆滞,智力低下。心主血,脾生血,发为血之余,心脾俱虚,血不荣发,故头发生长缓慢,发稀萎黄。脾虚生化乏源,故四肢萎软,手足失用,肌肉松弛无力。弄舌乃心虚智力不聪之证。本证多为久病体弱所致,或为代谢性疾病及某些脑炎后遗症。

(3)治法:健脾养心,补益气血。

(三)痰瘀阻滞证

(1)症状:失聪失语,反应迟钝,意识不清,动作不由自主,或吞咽困难,口流痰涎,喉间痰鸣,或关节强硬,肌肉软弱,或有癫痫发作,舌体胖有瘀斑瘀点,苔腻,指纹暗滞。

(2)辨证:若见于脑病后遗症及先天性脑缺陷,因痰湿内盛,蒙蔽清窍,而见智力低下,喉间痰鸣诸症。若有颅脑产伤及外伤史者,初期症状不著,日久离经之血滞而不化,则见躁动尖叫、失聪、呕吐等症。此为痰瘀交阻脑腑,气血运行不畅,脑失所养。舌上瘀点瘀斑,皆为痰瘀阻滞之象。

(3)治法:涤痰开窍,活血通络。

六、针灸疗法

(一)毫针刺法

1.治法一

(1)取穴:四神聪、肩髃、曲池、外关、合谷、环跳、伏兔、足三里、阳陵泉。

(2)辨证配穴:智力低下加风池、百会;语言障碍加额中线、通里、廉泉;腰部软瘫加枕上正中线、肾俞、腰阳关;颈项软瘫加天柱、身柱;肘部拘急加手三里、支正;足内翻加承山外1寸;足外翻加三阴交、承山内1寸;足下垂加下巨虚、解溪;剪刀步加风市、绝骨;流涎加颊车、地仓、承浆;平衡失调加枕下旁线。

(3)操作方法:按常规针刺,每天1次,10次1个疗程。

2.治法二

(1)取穴:大椎、百会、足三里、肾俞、关元。

(2)辨证配穴:智力低下加四神聪、印堂;下肢瘫痪加环跳、秩边、阳陵泉;腕下垂加外关、阳池;足内翻加绝骨、昆仑;足外翻加三阴交、太溪。

(二)耳针疗法

(1)取穴:交感、神门、脑干、皮质下、心、肝、肾、肾上腺、小肠、胃。

(2)辨证配穴:下肢瘫加髋、膝、踝,上肢瘫加肩、肘、腕。

(3)操作方法:用王不留行籽贴压,两耳轮换。隔天 1 次,15 次为 1 个疗程。每天按压 3～5 次,每次 3～5 分钟。

(三)头针疗法

(1)取穴:顶中线、顶颞前斜线(双)、四神聪、额中线、额旁 1 线(右)、额旁 2 线(双)、额旁 3 线(双)。

(2)操作方法:用头针导引法。顶颞前斜线上 1/3、中 1/3 接力刺,其余治疗线均根据患儿同身寸进针 1 寸,用抽提法抽提,间歇动留针 2～8 个小时,配合相应部位主动运动或被动运动。

(四)电针疗法

(1)取穴:肩髃、曲池;外关、合谷;梁丘、血海;足三里、阳陵泉;四神聪,风池。

(2)操作方法:分 7 组(四神聪 2 组)分别接上电针仪,连续波,通电 20 分钟。隔天 1 次,10 次 1 个疗程。

(五)穴位注射疗法

(1)取穴:哑门、风池、大椎,曲池、外关、合谷,环跳、足三里、阳陵泉。

(2)操作方法:每次分别在头部、上肢和下肢取 1 个穴位,3 组腧穴交替使用。用复方麝香注射液 4 mL,伴四肢瘫严重者加醋谷胺 2～4 mL,每穴注入药液 0.5～1 mL,哑门、大椎可 2 mL,(深度约小儿同身寸 1.5 寸),隔天 1 次,10 次为 1 个疗程,疗程间隔 5～7 天。

七、预防与调护

(1)注意孕妇保健,防止外感、药物损害;避免早产、难产、产伤;预防新生儿黄疸、硬肿症、肺炎等。

(2)提倡优生优育,杜绝近亲结婚。

(3)合理喂养,加强营养,少食多餐,配合推拿,积极预防及治疗各种急、慢性疾病。

(4)加强肢体功能锻炼及语言智能训练。

(5)对于轻度瘫痪,智力正常或接近正常者,及早采取综合治疗并加强护理,预后良好。若瘫痪严重,并伴智力低下者,其康复治疗则有一定的难度。

第二节　小儿腹泻病

一、概述

小儿腹泻病是一组多病原、多因素引起的以大便次数增加和大便性状改变为特点的消化道疾病,是我国婴幼儿最常见的疾病之一。中医学将小儿腹泻病称为"泄泻"。大便溏薄者称为"泄",大便如水注者称为"泻"。小儿脾常不足,感受外邪、伤于乳食等易引起脾失健运,水湿内停而致腹泻。腹泻日久,进一步损伤脾气,运化失职,迁延不愈,出现脾肾两虚而发生泄泻之虚证。脾虚水谷不化,积滞也随之而生,则形成虚实夹杂证。脾阳久虚,化源不足或久泻津液亏损引起脾阴虚证。

二、病因、病机

(一)病因

多种病因可引起泄泻,常见的有外感、食伤和正虚3类。小儿脾常不足,易于感受风寒湿之邪,或内伤乳食及难以消化之物伤及脾胃,脾胃纳运失常,清浊难分,不能化水谷精微,致清阳不升,浊阴不化,水湿为患,合污而下发为泄泻。

1.外感病因

外感风、寒、暑、湿、热等邪均可致泻,唯无燥邪致泻之说,而其他外邪则常与湿邪相合而致泻。最为常见者,又为暑湿(热)侵袭与风寒(湿)外感。

2.食伤病因

小儿,特别是婴幼儿,脾常不足,运化力弱,乳食又不知自节,故易为食伤。

3.正虚病因

饮食入胃,游溢精气,上输于脾,糟粕下行,排出体外,是为脾胃升清降浊之生理功能。若脾胃虚弱,则清浊不分,并走于下,形成泄泻。小儿先天禀赋不足,或后天调护失宜,均能造成脾胃虚弱;也有本为暴泻实证,因未能得到正确处理,迁延不愈,则损伤脾胃而由实转虚。

(二)病机

1.病变脏腑在脾胃

泄泻的病变脏腑主要在脾胃,无论是外感、食伤,还是正虚,其共同的病理变化,都是脾主运化功能的失常。脾胃升降失司,精华糟粕不分,清浊合污下流,是形成泄泻的基本机制。

2.病理因素为湿滞

泄泻发病,与湿浊内阻有密切关系。外感泄泻,不论暑热或风寒,皆夹湿;乳食停积酿成湿浊;脾胃虚弱湿自内生。脾性喜燥而恶湿,湿困中焦,运化失司,精华之气不能输化,合污下降而成泄泻。脾病与湿盛之间互为因果,是泄泻发生的关键所在。

3.病机属性分虚实

泄泻的不同证候,主要以不同的病因而产生。由于泄泻的病因不同,身体素质有差异,因而在病症的发生、发展过程中,病程有长短之分,病情有寒热之别,而其病机属性则可分为虚实两大类。一般说来,暴泻起病急,病程短,邪气盛,正未虚,多属实证。久泻常因素体亏虚,或因病程迁延、邪气伤正或失治误治而产生,病机属性以虚为主,或虚中夹实。

4.病情演变重阴阳

小儿生理上阳既未盛,阴亦未充,故称稚阴稚阳。小儿泄泻,既耗阴液,又伤阳气,故其病情演变,必须重视阴液的消长和阳气的存亡。

三、临床表现

(一)轻型

常因喂养不当及肠道外感染引起。大便次数增多,一般少于 10 次,且每次大便量不多,稀薄带水,呈黄色或黄绿色,酸臭味,可有奶瓣或不消化物,或有泡沫。伴有食欲缺乏,偶有溢奶或呕吐,无脱水及全身中毒症状。

(二)重型

多由肠道内感染引起。起病急,也可由轻型逐渐加重、转变而来。腹泻频繁,大便每天 10 余次或数十次,水样或蛋花汤样,含黏液,或有血便。常食欲缺乏、呕吐,严重者可有呕吐咖啡样物;明显脱水、低钾、低钠、低钙、酸中毒等水和电解质紊乱;同时,伴有发热、精神烦躁或萎靡等全身中毒症状,甚至昏迷、休克。

四、鉴别诊断

(一)生理性腹泻

生理性腹泻多见于 6 个月以内的婴儿,外观虚胖,常有湿疹,生后不久即出现腹泻,除大便次数增多外,无其他症状,食欲好,不影响生长发育。近年来发现此类腹泻可为乳糖不耐受的一种特殊类型,添加辅食后,大便即渐转为正常。

(二)痢疾(细菌性痢疾)

痢疾常有接触史,急性起病,便次频多,大便稀,有黏冻脓血,腹痛明显,里急后重。大便常规检查见脓细胞、红细胞,可找到吞噬细胞;大便培养有痢疾志贺菌生长。

(三)坏死性肠炎

坏死性肠炎全身中毒症状明显,且大便中红细胞、白细胞计数较多者需与之鉴别。坏死性肠炎中毒症状较重,腹痛、腹胀、频繁呕吐、高热,大便暗红色糊状,渐出现暗红色赤豆汤样血便,常伴休克。腹部X线片提示小肠局限性充气扩张,肠间隙增宽,肠壁积气等。

五、辨证论治

(一)伤食积滞证

(1)症状:主症脘腹胀满,腹痛即泻,泻后痛减,泻物奇臭难闻或如败卵,嗳气酸馊,或呕吐酸腐,不思饮食,夜卧不安,舌苔厚或厚腻色白或微黄,脉滑实,指纹沉滞。

(2)治法:消食导滞,燥湿止泻。

(二)风寒侵袭证

(1)症状:大便质稀色淡,夹有泡沫,臭气不甚,一天数次,便前便时肠鸣,伴有鼻塞流清涕,咳嗽痒,或恶风寒,口不渴。舌质淡,苔薄白,脉浮紧,指纹淡红。

(2)治法:疏风散寒,和中止泻。

(三)湿热蕴结证

(1)症状:泻下如注,一天数次或数十次,粪色深黄而臭,或便排不畅,似痢非痢,微见黏液,肛门灼热而痛,食少纳差,神倦乏力,口渴引饮,烦躁不安,腹部微痛,发热或不发热,小便短黄,面黄唇红,舌质红,舌苔黄厚腻,指纹紫滞。

(2)治法:清热利湿,和中止泻。

(四)寒湿瘀阻证

(1)症状:脘腹冷痛,喜暖畏寒,泻物色白不臭,或夹有瓜果碎屑,舌质淡,苔白滑,脉沉迟,指纹滞暗。

(2)治法:温脾燥湿,渗湿止泻。

(五)脾虚失运证

(1)症状:大便稀溏,多于食后作泻,色淡不臭,一天数次,时轻时重,面色萎黄,形体消瘦,神疲倦怠,舌质浅淡,边有齿印,舌苔薄白,脉弱无力,指纹淡红。

(2)治法:健脾益气,助运止泻。

(六)脾肾阳虚证

(1)症状:久泻不愈,大便清稀,或完谷不化,一天3~5次,或伴脱肛,形寒肢冷,甚则厥逆,面色㿠白,精神萎靡,睡时露睛,舌质浅淡,舌苔白滑,脉沉细而微,指纹淡红。

(2)治法:温补脾肾,救逆固脱。

(七)气阴两伤证

(1)症状:泻下过度,质稀如水,精神萎靡或心烦不安,目眶及囟门凹陷、皮肤干燥或枯瘪,啼哭无泪,口渴引饮,小便短少,甚至无尿,唇红而干,舌红少津,苔少或无苔,脉细数。

(2)治法:健脾益气,酸甘敛阴。

(八)阴竭阳脱证

(1)症状:泻下不止,次频量多,精神萎靡,表情淡漠,面色青灰或苍白,哭声微弱,啼哭无泪,尿少或无,四肢厥冷,舌淡无津,脉沉细欲绝。

(2)治法:挽阴回阳,救逆固脱。

六、针灸疗法

(一)三棱针疗法

1.治法一
(1)取穴:尾穷穴(在尾骨尖上方1寸处及其旁开各1寸处,共3穴)。
(2)操作方法:三棱针点刺出血,隔天1次,5次为1个疗程。

2.治法二
(1)取穴:四缝。
(2)操作方法:点刺挤出黄白色黏稠液体,或刺络纹,挤出血液少许。视泄泻轻重每天1~2次,5次为1个疗程。

(二)皮肤针疗法

(1)取穴:脾俞、胃俞、肾俞、梁门、足三里、水分、天枢。

(2)操作方法:各穴均用梅花形(前后左右)针刺,不留针,每天1次。

(三)耳针疗法

(1)取穴:大肠、小肠、脾、胃、交感、内分泌。

(2)操作方法:以毫针刺入,产生胀感,不留针。或以王不留行籽贴压。双耳同时取穴,每天1次,5次为1个疗程。

(四)头针疗法

(1)取穴:额旁2线(双)。

(2)辨证配穴:发热加大椎、曲池。呕吐加内关、上脘。食伤加四缝、足三里。风寒加合谷、水分、足三里。湿热加太白、内庭。脾虚加足三里、脾俞。惊厥加大敦、行间。气阴两虚加气海、肾俞、太溪。阴竭阳脱加百会、关元。

(3)操作方法:额旁2线行半刺法。实证用泻法,虚证用补法或加灸,每天1~2次。

(五)腧穴注射疗法

(1)取穴:足三里。

(2)操作方法:药用山莨菪碱注射液,每次每穴0.2~0.5 mg注于足三里穴,每天1次。

(六)灸法治疗

1.治法一

(1)取穴:天枢、气海、神阙、关元、足三里、三阴交。

(2)操作方法:选2~3穴(一般腹部2穴、腿部1穴),每穴温灸5分钟,每天1次。

2.治法二

(1)取穴:神阙。

(2)操作方法:脐孔洗净后,加入细盐至脐孔平,在盐上放一直径约1 cm、长1~2 cm的艾炷,点燃灸之,感觉灸痛时可将艾炷移开,在盐上面加厚0.3 cm左右的生姜片继续灸之,直至熄灭。可连灸2~3壮。

3.治法三

(1)取穴:长强。

(2)操作方法:取灯草蘸茶油点燃一端,在长强穴施灯草灸。一次不能止泻,隔三五天再灸1次。

(七)拔罐疗法

（1）取穴：神阙、脾俞、胃俞、大肠俞、膈俞。

（2）操作方法：每天 1 次。

七、预防与调护

（1）注意饮食卫生，保持饮食、食品清洁，做好奶具、食具和日常接触物品的消毒，饭前、便后要洗手。

（2）合理喂养，提倡母乳喂养，遵守添加辅食的原则，适时断奶。

（3）对感染性腹泻患儿做好消毒隔离工作，防止交叉感染。

（4）注意气候变化，防止感受外邪，避免腹部受凉。

（5）适当控制饮食，减轻脾胃负担，对吐泻严重及伤食泄泻患儿可暂时禁食，随着病情好转，逐渐增加饮食量。忌食油腻、生冷及不易消化的食物。

（6）保持皮肤清洁干燥，勤换尿布。每次大便后，用温水清洗臀部，避免发生红臀。

（7）密切观察病情变化，及早发现泄泻变证。

第三节 小儿遗尿

一、概述

遗尿，俗称尿床，是指 3 周岁以上的小儿睡中小便自遗，醒后方觉的一种疾病。一般情况下，3 周岁以下的儿童，由于大脑皮质发育尚未完善，排尿的正常习惯尚未养成，对排尿的自控能力较差，但正常小儿 1 岁后白天已渐渐能控制小便，随着年龄增长，小儿气血脏腑也随之充实，排尿的控制和表达能力也逐步完善，若 3 周岁以后夜间仍不能自控排尿而尿床，有的甚至持续数年到成年时仍有发生，则属于病态。

二、病因、病机

尿液的生成与排泄，与气化、水道和膀胱有关。五脏中肺为水之上源，脾在中焦，主运化水湿，肾为水之下源，三脏之气盛衰与否，直接影响尿的排泄是否正常。遗尿的发生，与上述因素有关，但总以肺、脾、肾脏之气虚阳虚，不能通滴水道,致膀胱不能约束尿液而遗。尿液的正常排泄,主要取决于肾的气化和膀胱的制约功能。而膀胱的约束取决于肾气充足,因此,遗尿的发生,与肾和膀胱关系密切。

(一)下元虚寒

肾为先天之本,司二便,与膀胱相表里,膀胱为州都之官,主藏溺,膀胱气化功能的正常发挥有赖于肾的气化功能来调节。若先天禀赋不足,后天病后失调,则肾气不固,下元虚寒,膀胱气化功能失调而致遗尿。

(二)肺脾气虚

肺为水之上源,有通调水道,下输膀胱的作用;脾主运化水湿而能制水,肺脾功能正常,方能维持机体水液的正常输布和排泄。若病后失调,致肺脾宣散、转输功能失调,上虚不能制下,下虚不能上承,水道制约无权而见遗尿。

(三)心肾不交

心主神明,内寄君火,肾主水液,内藏相火,心火下移以温肾水,肾水升腾以济君火,水火既济则心有所主,肾有所藏。若情志失调,致心神不宁,水火不济,故夜梦纷纭,梦中遗尿,或欲醒不能,小便自遗。

(四)肝经湿热

湿热郁滞肝经,肝失疏泄,湿热下注,移热于膀胱,致膀胱开合失司而遗尿。

三、临床表现

多发生于 3 周岁以上、10 岁以下的儿童。睡中小便自遗,醒后方觉;睡眠较深,不易唤醒,每夜或隔几天发生尿床,甚则一夜尿床数次,而在清醒状态下无尿频状况发生。多数患儿白天贪玩过度,精神疲惫,或睡前多饮,也可发生遗尿。小便常规及尿培养多无异常。对于药物治疗无效的患儿需进行 X 线检查,部分患儿可发现有隐性脊柱裂,泌尿系统 X 线造影可见其结构异常。遗尿一症,多为脏腑功能障碍,此类患者一般见效快,疗效好。若遗尿为器质性病变所致,则仅靠服中药效果较差,如骶椎隐性裂,或脊柱裂,大脑发育不全,以及膀胱容积过小畸形等,其中骶椎隐性裂患儿引起的遗尿证较多见,临泌尿系统疾病床对服药效果不好者,应予拍腹部 X 线等检查以鉴别。

四、鉴别诊断

(一)泌尿系统疾病

如包茎、包皮过长、泌尿道感染等,除病史及体格检查外,应行尿常规或尿培养,必要时行静脉肾盂造影。

(二)神经系统疾病

如隐性脊柱裂、脊髓损伤、癫痫、大脑发育不全等,这些疾病各有其特点及神经症状和体征,一般诊断不困难。隐性脊柱裂行 X 线片检查可确定。

(三)其他

如糖尿病、尿崩症,由于多尿而遗尿;蛲虫病局部刺激等均应注意鉴别。

五、辨证论治

(一)肝经湿热证

(1)症状:睡中遗尿,小便黄而少,性情急躁,夜梦纷纭,或夜间龂齿,手足心热,面赤唇红,口渴多饮,甚或目睛红赤,舌红苔黄腻,脉滑数。

(2)辨证:本证为湿热内蕴,郁于肝经,下迫膀胱所致。临床以尿少而黄,夜间龂齿,性情急躁,目睛红赤为特征。

(3)治法:清热利湿,缓急止遗。

(二)下元虚寒证

(1)症状:睡中遗尿,醒后方觉,每晚 1 次以上,小便清长,面白虚浮,腰膝酸软,形寒肢冷,智力可较同龄儿稍差,舌淡,苔白,脉沉迟无力。

(2)辨证:本证多由下元虚寒.膀胱失约所致。临床以遗尿日久,次数较多,伴见形寒肢冷、智力较差为特征。

(3)治法:温补肾阳,固涩止遗。

(三)心肾不交证

(1)症状:梦中遗尿,寐不安宁,易哭易惊,白天多动少静,记忆力差,或五心烦热,形体较瘦,舌红少苔,脉沉细而数。

(2)辨证:本证由为心肾不交,心火偏亢,肾阴不足,膀胱失约所致。临床以梦中遗尿,易哭易惊,白天多动少静,舌红少苔为特征。

(3)治法:清心滋肾,安神固脬。

(四)肺脾气虚证

(1)症状:睡中遗尿,白天尿频,面白无华,神疲乏力,少气懒言,食欲不振,大便溏薄,自汗出,易感冒,舌淡,苔薄白,脉缓弱。

(2)辨证:本证多因病后失调,肺脾气虚,上虚不能制下所致。临床以睡中遗尿,白天尿频,伴少气乏力,白汗出,易感冒等肺脾气虚之证为特征。

(3)治法:健脾补肺,固摄止遗。

六、针灸疗法

(一)毫针刺法

1.治法一

(1)取穴:肾俞、膀胱俞、关元、中极、三阴交。

(2)辨证配穴:睡眠较深者,加神门、心俞。

(3)操作方法:针后加灸,每天1次。

2.治法二

(1)取穴:夜尿点(在掌面小指第2指关节横纹中点处)。

(2)操作方法:每次留针15分钟。

3.治法三

(1)取穴:关元、中极、膀胱俞、三阴交。

(2)辨证配穴:肾气不足加肾俞、太溪;肺脾气虚加气海、足三里;睡眠较深加神门、心俞;小便频数加百会、气海;躁烦溲黄加行间、阳陵泉。

(3)操作方法:关元、中极、三阴交、太溪、足三里、神门、尺泽、行间、阳陵泉均直刺,关元、三阴交、足三里均0.5～1寸,太溪、中极、神门均0.5～0.8寸,针行补法;行间0.5～0.8寸,阳陵泉0.5～1寸,针行泻法。心俞用1寸毫针从脊柱两侧向脊柱方向斜刺0.5～0.8寸,与皮肤呈30°角,捻转平补平泻;膀胱俞直刺0.4～0.6寸,肾俞直刺0.5～1寸,均行补法。

(二)三棱针疗法

(1)取穴:关元、中脘、大椎、百会、三阴交。

(2)操作方法:用梅花针轻度刺激,以皮肤微红为度。隔天1次,5次为1个疗程。

(三)耳针疗法

1.治法一

(1)取穴:选遗尿点(在肾点与内分泌点之间,食管点的下方)。

(2)辨证取穴:肾点、皮质下、膀胱、三焦、心、神门。

(3)操作方法:针刺或王不留行籽贴之,隔天两耳交替,10次为1个疗程。

2.治法二

(1)取穴:肾、膀胱、皮质下、枕、神门、脑点。

（2）操作方法：用毫针轻刺或王不留行籽贴压，两耳隔天交替，每天按压 2～3 次，10 天为 1 个疗程。

(四)头针疗法

（1）取穴：顶中线、额中线、额旁 3 线。

（2）操作方法：针进帽状腱膜下层后，行抽提法，留针至睡前出针。每天 1 次，10 次为 1 个疗程。

(五)穴位注射疗法

（1）取穴：关元、三阴交；肾俞、膀胱俞。

（2）操作方法：胎盘球蛋白组织液，每穴注射 1 mL，上穴分 2 组隔天交替使用。

(六)穴位埋线疗法

（1）取穴：中极透曲骨、三阴交、肾俞、膀胱俞。

（2）操作方法：以套管针将羊肠线埋于皮下。

(七)灸法治疗

（1）取穴：百会、命门、关元、中极、三阴交。

（2）操作方法：用艾条回旋灸，每天 2～3 穴，每穴 10 分钟，直至痊愈。

(八)拔罐疗法

操作方法：每次取 1 组穴，采用单纯罐法或出针罐法。若属寒，症见面色无华、精神不振、少气倦怠、尿频、尿色清而量多、肢体欠温喜暖、腰膝酸软等，宜选用艾灸罐或姜艾灸罐法，将罐吸拔于穴位上，留罐 15 分钟、1～2 天 1 次。待有明显疗效后，改为 3～4 天 1 次。亦可只取神阙穴，采用单纯罐法，留罐 3～5 分钟 1～2 天 1 次。

七、预防与调护

（1）积极寻找病因，清除潜在感染，若有皮肤疮疖痒疹、龋齿或扁桃体炎等病灶应及时处理。

（2）注意接触日光，呼吸新鲜空气，防止呼吸道感染。保持皮肤及外阴、尿道口清洁，防止皮肤及尿路感染。

（3）水肿明显者应卧床休息，病情好转后可逐渐增加活动。

（4）饮食：显著水肿和严重高血压时应短期限制水钠摄入，摄入盐量每天1～5 g，并控制水入量。病情缓解后不必继续限盐。水肿期应给清淡易消化食物。

每千克体重每天摄入 0.8 g 蛋白质,以高生物价的动物蛋白(乳、鱼、蛋、禽、牛肉等)为宜,避免过高或过低。在应用糖皮质激素时,应每天给予适量钙剂。

(5)在水肿期,每天应准确记录患儿的出入量、体重变化及电解质情况。

(6)在治疗期间家长要配合医师治疗,培养孩子按时排尿的习惯。夜间家长要定时叫醒患儿起床排尿,有助于提高疗效。同时注意临睡前少饮水,并排空小便。家长要消除孩子的紧张、恐惧心理,树立信心和勇气,不要因尿床而打骂孩子。

第四节　小儿惊厥

一、概述

惊厥又称惊风,俗称"抽风",以抽搐伴神昏为特征。好发于 1～5 岁小儿,且年龄越小,发病率越高。本病病情凶险,往往威胁小儿生命,可留有后遗症。可因高热、脑膜炎、颅内感染、血钙过低、大脑发育不全、上呼吸道感染等所致。其中,高热是最常见的病因,称为高热惊厥。惊厥长期反复发作可转化为癫痫。

二、病因、病机

(一)急惊风

急惊风痰、热、惊、风四证俱备,多由感受外邪、内蕴湿热和暴受惊恐而引发。

(1)感受外邪:外邪包括六淫之邪和疫疠之气。小儿肌肤薄弱,卫外不固,若冬春之季,寒温不调,气候骤变,感受风寒或风热之邪,邪袭肌表或从口鼻而入,易于传变,郁而化热,热极生风;小儿元气薄弱,真阴不足,易受暑邪,暑为阳邪,化火最速,传变急骤,内陷厥阴,引动肝风;暑多夹湿,湿蕴热蒸,化为痰浊,蒙蔽心窍,痰动则风生;若感受疫疠之气,则起病急骤,化热化火,逆传心包,火极动风。

(2)内蕴湿热:饮食不洁,误食污秽或毒物,湿热疫毒蕴结肠腑,内陷心肝,扰乱神明,而致痢下秽臭,高热昏厥,抽风不止。甚者肢冷脉伏,口鼻气凉,皮肤花斑。

(3)暴受惊恐:小儿元气未充,神气怯弱,若猝见异物,乍闻异声,或不慎跌仆,暴受惊恐,惊则气乱,恐则气下,致使心失守舍,神无所依,轻者神志不宁,惊惕不安;重者心神失主,痰涎上壅,引动肝风,发为惊厥。

(二)慢惊风

慢惊风常见于大病久病后,气血阴阳俱伤,或因急惊风未愈,正虚邪恋,虚风内动;或先天不足,后天失调,精、气俱虚,以致筋脉失养,风邪入络。

(1)脾胃虚弱:由于暴吐暴泻,或他病妄用汗、下之法,导致中焦受损,脾胃虚弱。脾土既虚,则脾虚肝旺,肝亢化风,致成慢惊之证。

(2)脾肾阳虚:若胎禀不足,脾胃素虚,复因吐泻日久,或误服寒凉,伐伤阳气,以致脾阳式微,阴寒内盛,不能温煦筋脉,而致时时搐动之慢脾风证。

(3)阴虚风动:急惊风迁延失治,或温热病后期,阴液亏耗,肝肾精血不足,阴虚内热,灼烁筋脉,以致虚风内动而成慢惊风。归纳慢惊风成因,多是脾胃受伤,土虚木旺化风;或热病阴血受伤,风邪入络;或先天不足,肾虚肝旺。病位在肝、脾、肾,性质以虚为主,也有虚中夹实的。

三、临床表现

(一)惊厥

典型表现为突然发生意识丧失,眼球上翻,凝视或斜视,局部或全身肌群出现强直性或阵挛性抽动,持续数秒至数分钟。

(二)惊厥持续状态

惊厥发作持续超过 30 分钟,或 2 次发作间歇期意识不能恢复者。

(三)热性惊厥

热性惊厥多由上呼吸道感染引起,典型特点:①主要发生在 6 个月至 3 岁小儿,男孩多于女孩。②大多发生于急骤高热开始后 12 小时之内。③发作时间短,在 10 分钟之内,发作后短暂嗜睡。④在一次发热性疾病过程中很少连续发作多次,可在以后的发热性疾病时再次发作。没有神经系统异常体征,热退后 1 周做脑电图正常。

四、鉴别诊断

惊风应与癫痫鉴别。癫痫发作时抽搐反复发作,抽搐时口吐白沫或作畜鸣声,抽搐停止后神情如常。一般不发热,年长儿较为多见,有家族史,脑电图检查可见癫痫波型。

五、辨证论治

(一)急惊风

1.风热动风证

(1)症状:起病急,发热,头痛,鼻塞,流涕,咳嗽,咽痛,随即出现烦躁、神昏、惊风,舌苔薄白或薄黄,脉浮数。

(2)辨证:本证多发于5岁以下小儿,尤以3岁以下小儿更为常见。一般可先出现风热表证,很快发作抽风,持续时间不长,体温常在38.5 ℃以上,并且多见于体温的上升阶段。一般一次发热只抽一次,抽两次者少见。

(3)治法:疏风清热、息风镇惊。

2.气营两燔证

(1)症状:多见于盛夏之季,起病较急,壮热多汗,头痛项强,恶心呕吐,烦躁嗜睡,抽搐,口渴便秘,舌质红,舌苔黄,脉弦数。病情严重者,高热不退,反复抽搐,神志昏迷,舌质红,舌苔黄腻,脉滑数。

(2)辨证:本证多见于夏至之后,壮热不退,头痛项强抽搐,常见神昏,同时见恶心呕吐为本证特征。暑热重者可见高热、多汗而热不退、烦躁口渴;暑湿重者可见嗜睡神昏、呕恶,舌苔腻。

(3)治法:清气凉营、息风开窍。

3.邪陷心肝证

(1)症状:起病急骤,高热不退,烦躁口渴,谵语,神志昏迷,反复抽搐,两目上视,舌质红,舌苔黄腻,脉数。

(2)辨证:感染疫疠之邪,起病急骤,传变迅速,迅速见到发热、神昏、抽搐是本证特征。其证候若以邪陷于心为主者,则谵语、神昏;以邪陷于肝为主者,则多见反复抽风。本证以惊、风二证为主,热、痰二证则可重可轻。

(3)治法:清心开窍、平肝息风。

4.湿热疫毒证

(1)症状:持续高热,频繁抽风,神志昏迷,谵语,腹痛呕吐,大便黏腻或夹脓血,舌质红,舌苔黄腻,脉滑数。

(2)辨证:本证多见于夏秋之季,由饮食不洁、感受湿热疫毒而产生。病初起之时即见高热,继而迅速神昏、抽搐反复不止。早期可无大便或大便正常,需灌肠或肛门内采取大便方见脓血,之后才出现脓血便。

本证若出现内闭外脱,症见面色苍白、神情淡漠、呼吸浅促、四肢厥冷、脉微细欲绝者,往往以西医手段进行急救。

(3)治法:清热化湿,解毒息风。

5.惊恐惊风证

(1)症状:暴受惊恐后惊惕不安,身体战栗颤抖,喜投母怀,夜间惊啼,甚至惊厥、抽风,神志不清,大便色青,脉律不整,指纹紫滞。

（2）辨证：小儿元气未充，神气怯弱，若猝见异物，乍闻异声，或不慎跌倒，暴受惊恐，惊则气乱，恐则气下，致使心失守舍，神无所依。轻者神志不宁，惊惕不安；重者心神失主，痰涎上壅，引动肝风，发为惊厥。本病患儿常有惊吓史，平素情绪紧张，胆小易惊，或在原有惊风病变基础上因惊吓而诱使发作、加重。证候以惊惕战栗，喜投母怀，夜间惊啼为特征。

（3）治法：镇惊安神、平肝息风。

（二）慢惊风

慢惊风来势缓慢，抽搐无力，时作时止，反复难愈，常伴昏迷、瘫痪等症。

1.脾虚肝亢证

（1）症状：精神萎靡，嗜睡露睛，面色萎黄，不欲饮食，大便稀溏、颜色青绿，时有肠鸣，四肢不温，抽搐无力，时作时止，舌质淡红，舌苔白，脉沉弱。

（2）辨证：由于暴吐暴泻，或他病妄用汗、下之法，导致中焦受损，脾胃虚弱。脾土不足，则肝木乘之，肝亢化风，而致慢惊之证。本病以脾胃虚弱为主，常发生于婴幼儿，初期有精神萎靡、面色萎黄、嗜睡露睛等临床症状，继而脾不制肝而动风，出现抽搐反复发作，但程度较轻。一般不伴有高热，此点可与急惊风鉴别。

（3）治法：温中健脾，缓肝理脾。

2.脾肾阳衰证

（1）症状：精神萎靡，昏睡露睛，面白无华，口鼻气冷，额汗不温，四肢厥冷，溲清便溏，手足蠕动震颤，舌质淡，舌苔薄白，脉沉微。

（2）辨证：若先天禀赋不足，脾胃素虚，复因吐泻日久，或误服寒凉，伐伤阳气，体内阳气衰竭，病至于此，为虚极之候，阳虚极而生内风，属慢脾风证。脾阳不足，阴寒内盛，不能温煦筋脉，而致时时搐动。临床除上述阳气虚衰症状外，还可见心悸气促、脉微细欲绝等危象。

（3）治法：温补脾肾，回阳救逆。

3.阴虚风动证

（1）症状：精神疲惫，面容憔悴，面色萎黄或时有潮红，虚烦低热，手足心热，易出汗，大便干结，肢体拘挛或强直，抽搐时轻时重，舌质绛少津，舌苔少或无苔，脉细数。

（2）辨证：本病多发于急惊风迁延失治，或温热病后期，阴液亏耗，肝肾精血不足，阴虚内热，灼烁筋脉，以致虚风内动而成慢惊。可见抽搐反复发作、低热、舌质红、舌苔少、脉细数等症。部分患儿可伴有筋脉失养之肢体活动障碍，甚至痿废不用。

(3)治法:育阴潜阳,滋肾养肝。

六、针灸疗法

(一)毫针刺法

1.治法一

(1)取穴:百会、人中。

(2)辨证取穴:高热加大椎、曲池、合谷;呕吐加上脘、梁门、气海、内关;腹泻加足三里、天枢;咳嗽加肺俞;食欲不振、面色萎黄加四缝。

(3)操作方法:强刺激,不留针。四缝用三棱针点刺,挤出少量黄色液体或血液。

2.治法二

(1)取穴:十宣、大椎、曲池、水沟、神门、太冲、涌泉穴,以及手部的十二井穴。

(2)辨证配穴:痰多者,加丰隆、列缺穴;口噤者,加合谷、颊车穴。

(3)操作方法:在操作中,应用泻法捻转、强刺激。其中水沟穴向上斜刺,用雀啄法;大椎穴可用点刺、拔罐放血等;十二井穴、十宣穴可用点刺挤血法。

3.治法三

(1)取穴:百会、神门、关元、气海、中极、三阴交、肾俞、膀胱俞。

(2)操作方法:患儿首取仰卧位,取百会、神门、关元、气海、中极、水道、三阴交,浅刺,留针10分钟;次取俯卧位,针刺肾俞、命门、膀胱俞,方法同上。用于下元虚寒证。脾肾两虚加足三里、脾俞;肺脾气虚加肺俞;心肾不交加内关、遗尿点。

(二)三棱针疗法

1.治法一

(1)取穴:十宣、曲池、印堂、大椎。

(2)操作方法:用三棱针快速点刺出血。

2.治法二

(1)取穴:脊柱两侧、大椎、行间、足三里。

(2)操作方法:使用三棱针在龙路、火路的体表网结(穴位)进行挑刺,使皮肤微微出血,流出组织液,或挑出一些纤维物,可取患儿大椎、脊柱两侧、行间、足三里进行轻挑、浅挑的针刺手法,将针刺处消毒后,采用三棱针针刺,微量放血,有较好疗效。

(三)耳针疗法

(1)取穴:心、肝、神门、皮质下、枕,耳尖。

(2)操作方法:用毫针刺,捻转数分钟,不留针。高热者耳尖放血。

(四)穴位注射疗法

(1)取穴:耳门、听宫、听会、肝俞、大杼。

(2)操作方法:用苯巴比妥、维生素 B_1 先由耳门穴刺入,1 针透 3 穴,得气后注入 0.5 mL,再注余穴各 0.5 mL。

(五)灸法治疗

1.治法一

(1)取穴:急惊风,人中、印堂、合谷、太冲、中冲。慢惊风,百会、神庭、关元、三阴交、足三里。

(2)操作方法:急惊风每穴灸 10～20 分钟;慢惊风选 3～4 穴,每次每穴灸 10～15 分钟,每 1～2 天灸 1 次,灸 1 个月。

2.治法二

(1)取穴:关元、中极、三阴交(双)。

(2)操作方法:以艾灸行雀啄灸,每个穴位 10 分钟,以局部皮肤发红为度。隔天 1 次,连续 3 次,休息 2 天。治疗 9 次为 1 个疗程,疗程间隔 2 天,共艾灸 2 个疗程。用于各种虚证。

3.治法三

(1)取穴:神阙、关元、气海、足三里。

(2)操作方法:每次选 1～2 穴,每穴灸 20～30 壮,每天 1 次。

4.治法四

(1)取穴:囟门、眉心、人中、承浆、少商、脐心、脐轮共十三燋。

(2)操作方法:用灯心草的一端浸蘸灯油或植物油,点燃后,以燃烧的灯火点灸上述穴位,操作时,可听到轻微的"噗、噗"爆响声,被点烧过的皮肤会出现米粒大小的白色焦点,患者有痛感。此法可使经络通畅、气血流通、邪得外出。

七、预防与调护

(1)对于发热患儿,尤其既往有热性惊厥史者,要及时控制体温,必要时加服抗惊厥药物。

(2)对于惊风发作中的患儿,切勿强制按压,以防骨折。要采取头侧位,保持呼吸道通畅,及时清除鼻腔、口腔分泌物,必要时吸痰;将压舌板用纱布包裹放在患儿上下牙齿之间,防止咬伤舌体。告知家长物理降温的重要性及方法,着重讲解惊厥发作时的急救方法;对癫痫患儿应嘱附家长遵医嘱按时给患儿服药,不能随便停药,以免诱发惊厥,并嘱附患儿避免到危险的地方及易受伤的环境中,以免发作时出现危险。

(3)严密监测患儿面色、瞳孔、体温、血压、心率、呼吸等情况。抽搐时间较长者,应给予吸氧。

(4)积极治疗原发病,防止惊厥反复发作。

参 考 文 献

［1］张群.中医肺系疾病诊疗辑要与特色疗法［M］.北京:科学技术文献出版社,2021.

［2］李丽霞,祝维峰,黄应杰.常见病针药结合治疗［M］.广州:中山大学出版社,2019.

［3］黄山,何玲,张容超.临床中医适宜技术［M］.北京:中国中医药出版社,2019.

［4］徐东娥.中医适宜技术与特色护理实用手册［M］.北京:中国中医药出版社,2021.

［5］刘密.骨伤科常见病中医药适宜技术［M］.北京:中国中医药出版社,2020.

［6］吕冠华,包永欣.消化病中医外治法［M］.北京:科学出版社,2019.

［7］胡广芹.外科常见病中医药适宜技术［M］.北京:中国中医药出版社,2020.

［8］赵文海,詹红生.中医骨伤科学［M］.上海:上海科学技术出版社,2020.

［9］朱坤福,祝蕾.中医外治疗法［M］.北京:中医古籍出版社,2019.

［10］杨菁.女性不孕症的诊断与治疗［M］.武汉:湖北科学技术出版社,2020.

［11］李淑玲,王哲.中西医结合不孕不育诊疗学［M］.济南:山东科学技术出版社,2019.

［12］李永奎.不孕不育针灸推拿疗法［M］.北京:中国中医药出版社,2019.

［13］张捷.脑卒中针灸康复诊疗［M］.太原:山西科学技术出版社,2020.

［14］裴建.针灸常见病证辨证思路与方法［M］.北京:人民卫生出版社,2020.

［15］杜革术.新编针灸推拿与康复［M］.长春:吉林科学技术出版社,2019.

［16］路侠.中医针灸手法技巧［M］.长春:吉林科学技术出版社,2019.

［17］张大伟,高希言.中原医家针灸特色技术［M］.上海:上海科学技术出版社,2021.

［18］王雁慧.实用内科疾病针灸治疗［M］.长春:吉林科学技术出版社,2019.

［19］杨莉.刮痧拔罐针灸指南［M］.北京:中医古籍出版社,2021.

［20］刘子媛.居家艾灸应用手册［M］.天津:天津科学技术翻译出版社,2021.

［21］杨朝义.实用妇科病针灸治疗学［M］.北京:中国医药科技出版社,2019.

［22］谢海波.中医内科病诊疗与处方［M］.北京:化学工业出版社,2021.

［23］折彩霞.临床常见病症针灸治疗学［M］.长春:吉林科学技术出版社,2019.

［24］刘凯.临床中西医常见疾病诊疗精要［M］.北京:中国纺织出版社,2021.

［25］刘强.常见病简易针灸疗法［M］.郑州:河南科学技术出版社,2019.

［26］冼绍祥,林国华.常见心脑血管疾病的中医外治法［M］.广州:广东科技出版社,2019.

［27］李德华.基层中医药适宜技术基本操作［M］.北京:中国中医药出版社,2020.

［28］魏玉香.神经系统疾病中医治疗与康复［M］.北京:中国中医药出版社,2020.

［29］王红艳.中医妇科儿科疾病诊疗全书［M］.北京:化学工业出版社,2019.

［30］杨红新,邓亚宁.儿科常见病临证经验［M］.郑州:河南科学技术出版社,2019.

［31］尹继勇,梁哲瑞,胡志伟,等.温针灸联合局部封闭治疗桡骨茎突狭窄性腱鞘炎的临床研究［J］.湖南中医药大学学报,2017,37(12):1378-1380.

［32］苏梦,闫岚,刘琪,等.特色针法结合康复训练治疗中风后肩手综合征临床研究进展［J］.国际中医中药杂志,2021,43(2):194-198.

［33］王珍,吕敏芳,马忠.针灸治疗桡骨茎突狭窄性腱鞘炎的研究进展［J］.新疆中医药,2019,37(4):124-127.

［34］钟文闻,邹正寿.中医针灸结合康复手法治疗小儿脑瘫临床疗效观察［J］.中医药临床杂志,2018,30(3):537-539.

［35］黄小莉.针灸治疗小儿痉挛型脑瘫的临床观察［J］.内蒙古中医药,2018,37(5):72-73.